HASHIMOTOS AIP-KOCHBUCH

Die vollständigen Heilrezepte und der Aktionsplan von Hashimoto zur Verwaltung Ihrer Schilddrüsengesundheit

Melissa Hayes

Copyright© von Melissa Hayes 2024.

INHALT

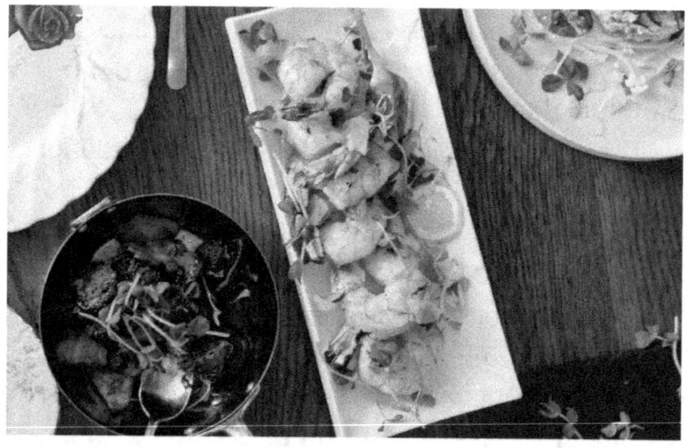

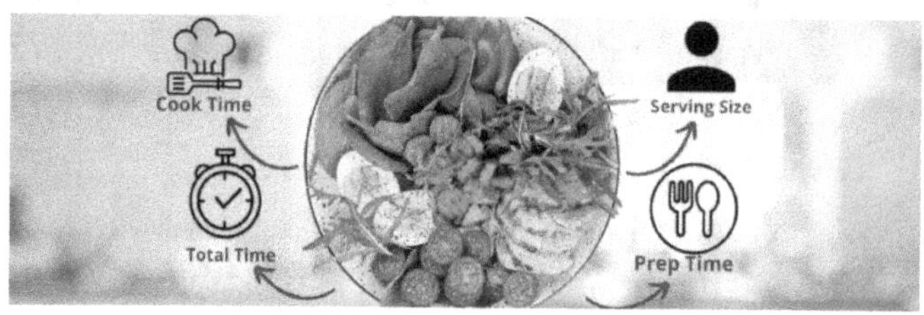
Cook Time
Serving Size
Total Time
Prep Time

Einführung

Lernen Sie Sylvia kennen, eine lebendige Frau mit der Mission, ihre Vitalität zurückzugewinnen. Sylvia kämpfte jahrelang mit den Herausforderungen der Hashimoto-Thyreoiditis, kämpfte mit Müdigkeit, Gehirnnebel und einer Achterbahnfahrt der Gefühle. Trotz aller Bemühungen hatte sie das Gefühl, dass ihr Körper gegen sie arbeitete.

Eines Tages überreichte eine Freundin Sylvia ein Exemplar dieses „Hashimoto-Kochbuchs". Fasziniert blätterte sie durch die Seiten und entdeckte einen Schatz an Rezepten, die sorgfältig ausgearbeitet wurden, um ihre Schilddrüse und ihr allgemeines Wohlbefinden zu unterstützen.

Mit Entschlossenheit im Herzen nahm Sylvia die Anleitung des Kochbuchs an. Sie begann ihren Morgen mit nährstoffreichen Smoothies, die ihr Energie gaben. Das Mittagessen wurde zu farbenfrohen und sättigenden Salaten voller gesunder Zutaten. Abendessen verwandelten sich in kulinarische Abenteuer, als sie Gerichte voller Geschmack und schilddrüsenfördernder Nährstoffe erkundete.

Als aus Wochen Monate wurden, reagierte Sylvias Körper auf eine Weise, von der sie nur geträumt hatte. Ihr Energieniveau stieg und der mentale

Nebel, der ihren Geist getrübt hatte, begann sich zu lichten. Sie beschäftigte sich mit Aktivitäten, die sie einst aus Müdigkeit aufgegeben hatte, und genoss die neu gewonnene Lebensfreude.

Das Hashimoto-Kochbuch war für Sylvia nicht nur eine Rezeptsammlung – es wurde zu ihrem Wegweiser zum Wohlbefinden. Die durchdachten Kombinationen der Inhaltsstoffe, die Ausgewogenheit der Nährstoffe und die Betonung der Ernährung ihrer Schilddrüse schufen eine Symphonie der Heilung in ihrem Körper.

Durch die Seiten dieses Kochbuchs entdeckte Sylvia nicht nur die Freude am Kochen, sondern auch die Kraft des achtsamen Essens. Jeder Bissen war ein Akt der Selbstfürsorge, ein Schritt zur Wiederherstellung ihrer Gesundheit und zur Aussicht auf eine Zukunft voller Vitalität.

Sylvias Reise zeigt das transformative Potenzial, das in den richtigen Lebensmitteln steckt. Wenn Sie die Seiten dieses Kochbuchs erkunden, können auch Sie Ihren eigenen Weg zum Wohlbefinden einschlagen, genau wie Sylvia. Ihre Reise zu strahlender Gesundheit beginnt hier.

Verständnis Hashimoto-Thyreoiditis

Hashimoto-Thyreoiditis, oft auch als Hashimoto-Krankheit bezeichnet, ist eine Autoimmunerkrankung, die die Schilddrüse betrifft. Die Schilddrüse im Nacken spielt eine entscheidende Rolle bei der Regulierung des Stoffwechsels und der Produktion von Hormonen, die verschiedene Körperfunktionen steuern.

Bei Hashimoto erkennt das Immunsystem fälschlicherweise die Schilddrüse als Bedrohung und beginnt, ihr eigenes Gewebe anzugreifen. Dies führt zu Entzündungen, Schäden an den Schilddrüsenzellen und einem Rückgang der Schilddrüsenhormonproduktion. Dadurch wird die Leistungsfähigkeit der Schilddrüse zunehmend beeinträchtigt, was zu Symptomen wie Müdigkeit, Gewichtszunahme, Kälteempfindlichkeit, trockener Haut und Muskelschwäche führt.

Im Laufe der Zeit kann Hashimoto zu einer Unterfunktion der Schilddrüse führen, die als Hypothyreose bezeichnet wird und bei der die Schilddrüse nicht genügend Hormone produziert. Dies kann Auswirkungen auf den Stoffwechsel, das Energieniveau, die Stimmung und das allgemeine Wohlbefinden haben. Obwohl die genaue Ursache von Hashimoto noch nicht vollständig geklärt ist, wird angenommen, dass genetische Faktoren und Umweltfaktoren zu seiner Entstehung beitragen.

Die Behandlung von Hashimoto umfasst typischerweise eine Schilddrüsenhormonersatztherapie, um den Hormonmangel zu beheben. Darüber hinaus kann ein gesunder Lebensstil, einschließlich einer ausgewogenen Ernährung, Stressbewältigung und regelmäßiger Bewegung, dazu beitragen, die Gesundheit der Schilddrüse und die allgemeine Lebensqualität zu unterstützen. Für Menschen mit Hashimoto ist es wichtig, eng mit medizinischem Fachpersonal zusammenzuarbeiten, um ihren Zustand zu überwachen und ihren Behandlungsplan bei Bedarf anzupassen.

Bedeutung der Ernährung bei der Behandlung von Hashimoto

Die Ernährung spielt eine wichtige Rolle bei der Behandlung der Hashimoto-Thyreoiditis und der Unterstützung der allgemeinen Schilddrüsengesundheit. Auch wenn eine Diät allein die Krankheit nicht heilen kann, können wohlüberlegte Ernährungsentscheidungen dazu beitragen, die Symptome zu lindern, das Immunsystem zu stärken und das Energieniveau zu verbessern. Deshalb ist die Ernährung bei der Behandlung von Hashimoto wichtig:

1.**Entzündungen reduzieren:**Bestimmte Lebensmittel können Entzündungen hervorrufen, die die Hashimoto-Symptome verschlimmern können. Eine Ernährung, die reich an entzündungshemmenden Lebensmitteln wie Obst, Gemüse, fettem Fisch und Nüssen ist, kann helfen, Entzündungen zu lindern und die Heilung zu fördern.

Ernährung der Schilddrüse: Die Schilddrüse benötigt bestimmte Nährstoffe wie Jod, Selen, Zink und Vitamine wie B und D, um richtig zu funktionieren. Die Aufnahme von Lebensmitteln, die reich an diesen Nährstoffen sind, wie Meeresfrüchte, mageres Eiweiß, Vollkornprodukte und Milchprodukte, kann die Schilddrüsenfunktion unterstützen.

2.**Blutzucker ausgleichen**: Schwankungen des Blutzuckerspiegels können sich auf das Energieniveau und die Stimmung auswirken. Die Wahl komplexer Kohlenhydrate, ballaststoffreicher Lebensmittel und magerer Proteine kann zur Stabilisierung des Blutzuckers beitragen und den ganzen Tag über für anhaltende Energie sorgen.

Unterstützung der Darmgesundheit: Es besteht ein Zusammenhang zwischen der Darmgesundheit und Autoimmunerkrankungen. Der Verzehr von probiotikareichen Lebensmitteln wie Joghurt, Kefir und fermentiertem Gemüse kann ein gesundes Darmmikrobiom unterstützen und möglicherweise die Immunfunktion beeinflussen.

3.**Gewichtsmanagement**: Gewichtszunahme ist ein häufiges Symptom von Hashimoto. Eine ausgewogene Ernährung kann helfen, das Gewicht zu kontrollieren und einer übermäßigen Gewichtszunahme vorzubeugen, die die Schilddrüse zusätzlich belasten kann.

Auslöser minimieren: Einige Hashimoto-Patienten reagieren möglicherweise empfindlich auf bestimmte Lebensmittel wie Gluten oder Milchprodukte. Das Erkennen und Eliminieren dieser auslösenden Lebensmittel kann die Symptome lindern und eine bessere Verdauung fördern.

4.**Stärkung des Immunsystems**: Eine ausgewogene Ernährung mit einer Vielzahl von Nährstoffen kann das Immunsystem unterstützen und möglicherweise dazu beitragen, Autoimmunreaktionen zu modulieren.

5.**Behebung von Nährstoffdefiziten**: Hashimoto kann aufgrund einer gestörten Aufnahme zu Nährstoffdefiziten führen. Eine nährstoffreiche Ernährung kann helfen, Defizite zu beheben und die allgemeine Gesundheit zu verbessern.

Es ist wichtig zu beachten, dass es keine allgemeingültige Diät für Hashimoto gibt, da die individuellen Reaktionen auf Lebensmittel unterschiedlich sein können. Die Beratung durch einen registrierten Ernährungsberater oder eine medizinische Fachkraft, die auf Autoimmunerkrankungen spezialisiert ist, kann dabei helfen, einen Diätplan an Ihre spezifischen Bedürfnisse und Vorlieben anzupassen. Darüber hinaus ist ein umfassender Ansatz, der Medikamentenmanagement, Stressreduzierung und regelmäßige Bewegung umfasst, der Schlüssel zur wirksamen Behandlung von Hashimoto.

Richtlinien für eine schilddrüsenfördernde Diät

Eine schilddrüsenfördernde Diät konzentriert sich auf die Unterstützung der Schilddrüsengesundheit durch nährstoffreiche Lebensmittel und achtsame Essgewohnheiten. Obwohl die individuellen Bedürfnisse unterschiedlich sein können, sind hier einige allgemeine Richtlinien zu beachten:

Nehmen Sie jodreiche Lebensmittel zu sich: Jod ist für die Produktion von Schilddrüsenhormonen unerlässlich. Nehmen Sie jodhaltige Lebensmittel wie Algen, Meeresfrüchte, Milchprodukte und Jodsalz in Maßen zu sich.
Priorisieren Sie Selen: Selen ist entscheidend für die Schilddrüsenfunktion und kann helfen,

Entzündungen zu reduzieren. Integrieren Sie selenreiche Lebensmittel wie Paranüsse, Fisch, Vollkornprodukte und Eier.

Nutzen Sie Omega-3-Fettsäuren: Omega-3-Fettsäuren haben entzündungshemmende Eigenschaften und können die Gesundheit der Schilddrüse unterstützen. Zu den Quellen zählen fetter Fisch (Lachs, Makrele), Leinsamen, Chiasamen und Walnüsse.

Wählen Sie magere Proteine: Protein ist wichtig für die Gewebereparatur und die Hormonproduktion. Entscheiden Sie sich für magere Proteinquellen wie Geflügel, mageres Fleisch, Fisch, Hülsenfrüchte und Tofu.

Entscheiden Sie sich für Vollkornprodukte: Vollkorn liefert nachhaltig Energie und Ballaststoffe und unterstützt die Verdauung. Wählen Sie Optionen wie braunen Reis, Quinoa, Vollkorn und Hafer.

Laden Sie Obst und Gemüse auf: Buntes Obst und Gemüse bietet Antioxidantien und Nährstoffe, die das Immunsystem unterstützen. Streben Sie nach einer Vielfalt an Farben, um eine Vielfalt an Nährstoffen zu gewährleisten.

Priorisieren Sie Kreuzblütler: Während einige aufgrund der möglichen Auswirkungen auf die Schilddrüsenfunktion zur Vorsicht raten, kann das Kochen von Kreuzblütlern wie Brokkoli,

Blumenkohl und Rosenkohl die negativen Auswirkungen abmildern.

Mäßiger Sojakonsum: Soja kann die Schilddrüsenfunktion beeinträchtigen, aber ein mäßiger Verzehr von minimal verarbeiteten Sojaprodukten gilt für die meisten Menschen im Allgemeinen als sicher.

Trinke genug: Die richtige Flüssigkeitszufuhr unterstützt den Stoffwechsel und die allgemeine Gesundheit. Trinken Sie den ganzen Tag über Wasser.

Begrenzen Sie verarbeitete Lebensmittel: Verarbeitete Lebensmittel können Zusatzstoffe und Transfette enthalten, die Entzündungen begünstigen. Konzentrieren Sie sich auf vollwertige, minimal verarbeitete Lebensmittel.

Achten Sie auf Ihre Glutenaufnahme: Einige Personen mit Hashimoto können von einer Reduzierung oder Eliminierung von Gluten profitieren, da Gluten möglicherweise Autoimmunreaktionen auslöst.

Verwalten Sie die Zuckeraufnahme: Ein hoher Zuckerkonsum kann sich auf den Blutzuckerspiegel und die Energie auswirken. Wählen Sie natürliche Süßstoffe in Maßen.

Erwägen Sie kleine, häufige Mahlzeiten: Der Verzehr kleinerer, ausgewogener Mahlzeiten über den Tag verteilt kann zur Stabilisierung des

Blutzuckers und zur Unterstützung des Stoffwechsels beitragen.

Übe achtsames Essen: Achten Sie auf Hunger- und Sättigungssignale. Achtsames Essen kann übermäßiges Essen verhindern und eine gesunde Verdauung fördern.

Individualisieren Sie Ihre Ernährung: Arbeiten Sie mit einem medizinischen Fachpersonal oder einem registrierten Ernährungsberater zusammen, um Ihre Ernährung an Ihre spezifischen Bedürfnisse, Vorlieben und eventuellen Empfindlichkeiten anzupassen.

Denken Sie daran, dass eine schilddrüsenfördernde Ernährung nur ein Aspekt der Schilddrüsengesundheit ist. Lebensstilfaktoren wie Stressbewältigung, Schlaf und regelmäßige Bewegung spielen ebenfalls eine wichtige Rolle für das allgemeine Wohlbefinden von Personen mit Hashimoto-Thyreoiditis.

Kapitel 1: Die Grundlagen der Hashimoto-Diät

Die Hashimoto-Thyreoiditis hat die Bedeutung der Ernährung stärker in den Fokus gerückt. Eine maßgeschneiderte Hashimoto-Diät kann entscheidend zur Förderung der Schilddrüsengesundheit und zur Linderung der Symptome beitragen.

Im Mittelpunkt dieser Ernährung stehen vollwertige, unverarbeitete Lebensmittel, die eine Grundlage aus mageren Proteinen, Vollkornprodukten, Obst, Gemüse und gesunden Fetten bilden. Diese Synergie liefert wichtige Nährstoffe für die Regulierung und Vitalität der Schilddrüsenhormone.

Das Gleichgewicht der Makronährstoffe ist der Schlüssel zur Stabilisierung des Blutzuckerspiegels und der Energie. Jod und Selen, wichtige Mineralien, werden aus Meeresfrüchten, Milchprodukten, Nüssen, Samen und Vollkornprodukten gewonnen. Omega-3-Fettsäuren, die in Fisch und Nüssen enthalten sind, bekämpfen Entzündungen, die bei Autoimmunerkrankungen auftreten.

Antioxidantienreiches Obst und Gemüse stärkt die Immunität und wirkt chronischen Entzündungen entgegen. Achtsame Kochmethoden bewahren die Nährstoffe, während die Flüssigkeitszufuhr die Schilddrüsenfunktion unterstützt.

Es wird empfohlen, Kreuzblütler und Gluten in Maßen zu sich zu nehmen, da diese die Gesundheit der Schilddrüse beeinträchtigen können. Die Reduzierung von Zucker und verarbeiteten Lebensmitteln dämmt Entzündungen ein.

Individualisierung ist entscheidend. Wenn Sie sich von medizinischen Fachkräften oder Ernährungsberatern beraten lassen, können Sie die Hashimoto-Ernährung an die individuellen Bedürfnisse anpassen und so neben medizinischen Eingriffen auch das Wohlbefinden der Schilddrüse verbessern.

Zusammenfassend lässt sich sagen, dass die Hashimoto-Diät ein ergänzender Ansatz zur Steuerung der Schilddrüsengesundheit ist. Durch die Nutzung nährstoffreicher Lebensmittel und bewusster Entscheidungen können Einzelpersonen ihre Lebensqualität verbessern und eine gesündere Schilddrüse fördern.

Übersicht über Lebensmittel zum Umarmen

Eine Hashimoto-freundliche Ernährung legt Wert auf nährstoffreiche Lebensmittel, die die

Gesundheit der Schilddrüse unterstützen und Entzündungen reduzieren. Nutzen Sie die folgenden Lebensmittelkategorien:

Schlanke Proteine: Integrieren Sie Quellen wie Geflügel, Fisch, mageres Fleisch, Tofu und Hülsenfrüchte für Aminosäuren, die für die Hormonproduktion und Gewebereparatur wichtig sind.

Vollkorn: Wählen Sie Vollkornprodukte wie Quinoa, braunen Reis, Hafer und Vollkorn für anhaltende Energie und Ballaststoffe.

Buntes Obst und Gemüse: Entscheiden Sie sich für eine Vielzahl farbenfroher Produkte wie Beeren, Blattgemüse, Süßkartoffeln und Paprika, um von Antioxidantien und essentiellen Nährstoffen zu profitieren.

Jodreiche Lebensmittel: Nehmen Sie Meeresfrüchte, Milchprodukte und Jodsalz in Maßen zu sich, um die Schilddrüsenhormonsynthese zu unterstützen.

Selenreiche Auswahl: Verzehren Sie Paranüsse, Fisch, Eier und Vollkornprodukte, um die Schilddrüsenfunktion zu verbessern und Entzündungen zu reduzieren.

Omega-3-Quelles: Fügen Sie fetten Fisch (Lachs, Makrele), Leinsamen, Chiasamen und Walnüsse hinzu, um Entzündungen vorzubeugen und das allgemeine Wohlbefinden zu fördern.

Nüsse und Samen: Genießen Sie Mandeln, Kürbiskerne und Sonnenblumenkerne für gesunde Fette, Proteine und Mineralien.

Gesunde Fette: Integrieren Sie Avocado-, Olivenöl und Kokosnussöl für essentielle Fettsäuren und entzündungshemmende Wirkung.

Probiotische Lebensmittel: Konsumieren Sie Joghurt, Kefir, Sauerkraut und Kimchi, um die Darmgesundheit zu unterstützen und möglicherweise das Immunsystem zu modulieren.

Kräuter und Gewürze: Verwenden Sie Kurkuma, Ingwer, Knoblauch und Rosmarin wegen ihrer entzündungshemmenden und immunstärkenden Eigenschaften.

Mäßiges, minimal verarbeitetes Soja: Fügen Sie moderate Mengen minimal verarbeiteter Sojaprodukte wie Tofu und Tempeh hinzu.

Flüssigkeitszufuhr: Bleiben Sie mit Wasser, Kräutertees und natürlichen Getränken ausreichend hydriert, um den Stoffwechsel und die allgemeine Gesundheit zu unterstützen.

Überschüssiges Jod: Vermeiden Sie zu viel Jod aus Algen und Jodsalz.

Überschüssiges Selen: Begrenzen Sie die Einnahme von Selen auf ein sicheres Maß.

Verarbeitete Lebensmittel: Minimieren Sie Zusatzstoffe und Transfette in verarbeiteten Lebensmitteln.

Raffinierter Zucker: Reduzieren Sie zuckerhaltige Lebensmittel, die den Blutzuckerspiegel stören.

Gluten: Erwägen Sie den Verzicht auf Gluten aufgrund von Autoimmunauslösern.

Sojaprodukte: Begrenzen Sie den Sojakonsum, da dieser die Schilddrüsenfunktion beeinträchtigen kann.

Rohes Kreuzblütlergemüse: Kochen Sie Brokkoli, Blumenkohl und Rosenkohl.

Hoher Koffeingehalt: Begrenzen Sie Kaffee und Energy-Drinks.

Hochglykämische Kohlenhydrate: Schneiden Sie Weißbrot und zuckerhaltiges Getreide.

Verarbeitetes Fleisch: Reduzieren Sie Würste, Speck und Wurstwaren auf ein Minimum.

Milchunverträglichkeiten: Achten Sie auf Milchreaktionen.

Alkohol: Begrenzen Sie den Alkoholkonsum.

Künstliche Süßstoffe: Reduzieren Sie den Einsatz künstlicher Süßstoffe.

Lebensmittel mit hohem Natriumgehalt: Schneiden Sie Lebensmittel mit hohem Natriumgehalt ab.

Verarbeitete Pflanzenöle: Minimieren Sie Soja-, Mais- und Rapsöle.

Wenden Sie sich für eine individuelle Beratung an einen Gesundheitsdienstleister oder Ernährungsberater.

Ausgewogene Makronährstoffe für die Gesundheit der Schilddrüse

Eine ausgewogene Zufuhr von Makronährstoffen ist entscheidend für die Gesundheit der Schilddrüse und das allgemeine Wohlbefinden. So erreichen Sie dieses Gleichgewicht:

Kohlenhydrate: Wählen Sie komplexe Kohlenhydrate wie Vollkorn (brauner Reis, Quinoa, Hafer), Obst und Gemüse. Sie liefern nachhaltige Energie und fördern einen stabilen Blutzuckerspiegel, der für die Schilddrüsenfunktion unerlässlich ist.

Proteine: Schließen Sie magere Proteinquellen wie Geflügel, Fisch, Bohnen, Linsen, Tofu und fettarme Milchprodukte ein. Protein unterstützt die Gewebereparatur und die Hormonproduktion, was für die Aufrechterhaltung eines gesunden Stoffwechsels von entscheidender Bedeutung ist.

Fette: Priorisieren Sie gesunde Fette, die in Avocados, Nüssen, Samen, Olivenöl und fettem Fisch (Lachs, Makrele) enthalten sind. Omega-3-Fettsäuren haben entzündungshemmende Wirkungen, die sich positiv auf die Gesundheit der Schilddrüse auswirken können.

Der Ausgleich dieser Makronährstoffe kann dazu beitragen, das Energieniveau zu stabilisieren, den Stoffwechsel zu unterstützen und Entzündungen zu minimieren, was alles zu einer besseren Schilddrüsenfunktion beiträgt. Es ist wichtig, dass Sie Ihre Makronährstoffzufuhr an Ihre individuellen Bedürfnisse und Vorlieben anpassen. Die Konsultation eines Gesundheitsdienstleisters oder eines registrierten Ernährungsberaters kann Ihnen individuelle Ratschläge zur Optimierung Ihres Makronährstoffgleichgewichts geben.

Kapitel 2: Energetisierendes Frühstück

Beeren-Glücks-Smoothie

* Vorbereitungszeit: 5 Minuten
* Servieren: 1

Zutaten:

* 1 Tasse gemischte Beeren (Erdbeeren, Blaubeeren, Himbeeren)
* 1 Banane
* 1/2 Tasse griechischer Joghurt
* 1/2 Tasse Mandelmilch
* 1 Esslöffel Chiasamen
* Honig (optional, für die Süße)

Vorbereitung: Alle Zutaten glatt rühren. Falls gewünscht, Honig hinzufügen.

Cremiger Bananen-Spinat-Smoothie

* Vorbereitungszeit: 5 Minuten
* Servieren: 1

Zutaten:

* 1 reife Banane
* 1 Tasse frischer Spinat

* 1/2 Tasse griechischer Naturjoghurt
* 1/2 Tasse Mandelmilch
* 1 Esslöffel Mandelbutter
* Eiswürfel

Vorbereitung: Alle Zutaten cremig und glatt mixen.

Tropischer Kurkuma-Smoothie

* Vorbereitungszeit: 6 Minuten
* Servieren: 1

Zutaten:
  * 1 Tasse Mangostücke
  * 1/2 Banane
  * 1/2 Teelöffel Kurkumapulver
  * 1/2 Teelöffel Ingwer (frisch oder gemahlen)
  * 1/2 Tasse Kokosmilch
  * 1/2 Tasse Wasser

Vorbereitung: Alle Zutaten glatt rühren.

Mango-Kokos-Chia-Smoothie

* Vorbereitungszeit: 5 Minuten
* Servieren: 1

Zutaten:
  * 1 Tasse Mangostücke
  * 1/2 Tasse Kokosmilch
  * 1/2 Tasse Wasser
  * 2 Esslöffel Chiasamen

* 1 Teelöffel Honig (optional)

Vorbereitung: Mango, Kokosmilch und Wasser glatt rühren. Chiasamen einrühren und einige Minuten ruhen lassen. Falls gewünscht, Honig hinzufügen.

Herzhafte Quinoa-Frühstücksbowl

* Vorbereitungszeit: 15 Minuten
* Kochzeit: 20 Minuten
* Gesamtzeit: 35 Minuten
* Servieren: 1

Zutaten:

* 1/2 Tasse Quinoa, abgespült
* 1 Tasse Wasser oder natriumarme Gemüsebrühe
* 1/2 Tasse gewürfelte Süßkartoffel
* 1/4 Tasse gewürfelte Paprika
* 1/4 Tasse gehackter Spinat oder Grünkohl
* 1/4 Tasse schwarze Bohnen, abgetropft und abgespült
* 1 Esslöffel Olivenöl
* 1/2 Teelöffel gemahlener Kurkuma
* 1/4 Teelöffel gemahlener Kreuzkümmel
* Salz und Pfeffer nach Geschmack
* Optionale Toppings: Avocadoscheiben, gehackte frische Kräuter, Kürbiskerne

Vorbereitung:

* In einem mittelgroßen Topf Quinoa und Wasser (oder Brühe) vermischen. Zum Kochen bringen, dann die Hitze reduzieren, abdecken und etwa 15–20 Minuten köcheln lassen, bis die Quinoa gar ist und das Wasser aufgesogen ist. Mit einer Gabel auflockern.

* Während Quinoa kocht, Olivenöl in einer Pfanne bei mittlerer Hitze erhitzen. Gewürfelte Süßkartoffeln dazugeben und 5-7 Minuten kochen, bis sie leicht weich sind. Gewürfelte Paprika hinzufügen und weitere 3 Minuten kochen lassen.

* Gehackten Spinat oder Grünkohl unterrühren und kochen, bis er zusammengefallen ist.

* Schwarze Bohnen, gemahlene Kurkuma, gemahlenen Kreuzkümmel, Salz und Pfeffer in die Pfanne geben. Gut umrühren und weitere 2 Minuten kochen lassen, um die Bohnen zu erhitzen.

* Zum Servieren die gekochte Quinoa in Schüsseln verteilen. Mit der Gemüse-Bohnen-Mischung belegen. Fügen Sie optionale Toppings wie Avocadoscheiben, gehackte Kräuter und Kürbiskerne hinzu.

Nährwert (ca.):
   * Kalorien: 350
   * Protein: 10g
   * Kohlenhydrate: 55g
   * Ballaststoffe: 10g
   * Fett: 10g

* Vorbereitungszeit: 10 Minuten
* Kochzeit: 20 Minuten
* Gesamtzeit: 30 Minuten
* Aufschlag: 2-3

Zutaten:

* 2 mittelgroße Süßkartoffeln, geschält und gewürfelt
* 1 rote Zwiebel, gehackt
* 2 Knoblauchzehen, gehackt
* 2 Tassen gehacktes Blattgemüse (wie Grünkohl, Spinat oder Mangold)
* 1 Esslöffel Olivenöl
* 1/2 Teelöffel gemahlener Kreuzkümmel
* 1/2 Teelöffel geräuchertes Paprikapulver
* Salz und Pfeffer nach Geschmack
* Optionale Beläge: pochiertes Ei, geschnittene Avocado, scharfe Soße

Vorbereitung:

* Olivenöl in einer großen Pfanne bei mittlerer Hitze erhitzen.
* Gehackte rote Zwiebeln hinzufügen und 2-3 Minuten anbraten, bis sie glasig sind.
* Gewürfelte Süßkartoffeln in die Pfanne geben. Unter gelegentlichem Rühren etwa 10–15 Minuten kochen, bis die Süßkartoffeln zart und an den Rändern leicht knusprig sind.

* Gehackten Knoblauch, gemahlenen Kreuzkümmel, geräuchertes Paprikapulver, Salz und Pfeffer unterrühren. Weitere 2 Minuten kochen, bis es duftet.

* Das gehackte Blattgemüse in die Pfanne geben und kochen, bis es zusammengefallen ist.

* Zum Servieren das Süßkartoffel-Hash auf Teller verteilen. Mit optionalen Toppings wie einem pochierten Ei, einer geschnittenen Avocado oder einem Schuss scharfer Soße belegen.

Nährwert (ca.):
* Kalorien: 220
* Protein: 4g
* Kohlenhydrate: 40g
* Faser: 7g
* Fett: 5g

Schilddrüsenfreundliches Granola

* Vorbereitungszeit: 10 Minuten
* Kochzeit: 25 Minuten
* Gesamtzeit: 35 Minuten
* Portionen: Etwa 10 Portionen

Zutaten:
* 2 Tassen altmodische Haferflocken
* 1/2 Tasse gehackte Nüsse (z. B. Mandeln, Walnüsse oder Pekannüsse)
* 1/4 Tasse Kürbiskerne

* 1/4 Tasse Sonnenblumenkerne
* 1/4 Tasse ungesüßte Kokosraspeln
* 2 Esslöffel Chiasamen
* 1/4 Tasse Kokosöl, geschmolzen
* 1/4 Tasse reiner Ahornsirup oder Honig
* 1 Teelöffel Vanilleextrakt
* 1/2 Teelöffel gemahlener Zimt
* Prise Salz
* 1/2 Tasse getrocknete Preiselbeeren oder Rosinen (optional)

Vorbereitung:

* Den Ofen auf 165 °C vorheizen und ein Backblech mit Backpapier auslegen.

* In einer großen Schüssel Haferflocken, gehackte Nüsse, Kürbiskerne, Sonnenblumenkerne, Kokosraspeln und Chiasamen vermengen.

* In einer separaten Schüssel geschmolzenes Kokosöl, Ahornsirup oder Honig, Vanilleextrakt, gemahlenen Zimt und eine Prise Salz verrühren.

* Die feuchte Mischung über die trockenen Zutaten gießen und verrühren, bis alles gut vermischt ist.

* Verteilen Sie die Müslimischung gleichmäßig auf dem vorbereiteten Backblech.

* Etwa 20–25 Minuten backen, dabei nach der Hälfte der Zeit umrühren, bis das Müsli goldbraun und knusprig ist.

* Aus dem Ofen nehmen und das Granola auf dem Backblech vollständig abkühlen lassen.

* Sobald es abgekühlt ist, gegebenenfalls getrocknete Preiselbeeren oder Rosinen unterrühren.

* Geben Sie das Müsli zur Aufbewahrung in einen luftdichten Behälter.

Nährwert (ca. pro Portion):
* Kalorien: 200
* Protein: 4g
* Kohlenhydrate: 22g
* Faser: 4g
* Fett: 12g

Kapitel 3: Gesunde Mittagessen

Lebendiger Regenbogensalat mit gebratenem Lachs

* Vorbereitungszeit: 15 Minuten
* Kochzeit: 10 Minuten
* Gesamtzeit: 25 Minuten

Zutaten:

* 2 Lachsfilets
* 4 Tassen gemischter Salat (wie Spinat, Rucola und Salat)
* 1 Tasse Kirschtomaten, halbiert
* 1/2 Gurke, in Scheiben geschnitten
* 1/2 rote Paprika, in dünne Scheiben geschnitten
* 1/4 rote Zwiebel, in dünne Scheiben geschnitten
* 1/4 Tasse zerbröselter Feta-Käse
* 2 Esslöffel Olivenöl
* Saft von 1 Zitrone
* Salz und Pfeffer nach Geschmack
* Frische Kräuter (wie Basilikum oder Petersilie) zum Garnieren

Vorbereitung:

* 1 Esslöffel Olivenöl in einer Pfanne bei mittlerer bis hoher Hitze erhitzen.

* Die Lachsfilets mit Salz und Pfeffer würzen. Legen Sie sie mit der Hautseite nach unten in die Pfanne. Auf jeder Seite etwa 4–5 Minuten braten, oder bis der Lachs den gewünschten Gargrad erreicht hat. Vom Herd nehmen und beiseite stellen.

* In einer großen Schüssel den gemischten Salat, die Kirschtomaten, die Gurke, die rote Paprika und die roten Zwiebeln vermischen.

* In einer kleinen Schüssel den restlichen Esslöffel Olivenöl, Zitronensaft, Salz und Pfeffer verrühren, um das Dressing herzustellen.

* Den Salat auf Teller verteilen. Belegen Sie jeden Salat mit einem gebratenen Lachsfilet.

* Das Zitronendressing über den Salat und den Lachs träufeln. Streuen Sie zerbröckelten Feta-Käse darüber.

* Für einen zusätzlichen Geschmacks- und Farbtupfer mit frischen Kräutern garnieren.

Nährwert (ca.):
* Kalorien: 400
* Protein: 30g
* Kohlenhydrate: 10g
* Ballaststoffe: 3g
* Fett: 28g

Cremige geröstete rote Paprikasuppe

* Vorbereitungszeit: 10 Minuten

* Kochzeit: 25 Minuten
* Gesamtzeit: 35 Minuten
* Portionen: 4

Zutaten:

* 2 große rote Paprika, geröstet und geschält
* 1 Zwiebel, gehackt
* 2 Knoblauchzehen, gehackt
* 2 Tassen Gemüsebrühe
* 1 Dose (14 oz) gewürfelte Tomaten
* 1/2 Tasse ungesüßte Mandelmilch (oder eine andere pflanzliche Milch)
* 1 Teelöffel Paprika
* Salz und Pfeffer nach Geschmack
* Frische Basilikumblätter zum Garnieren

Vorbereitung:

* In einem Topf gehackte Zwiebeln anbraten, bis sie glasig sind. Gehackten Knoblauch hinzufügen und eine weitere Minute kochen lassen.
* Geröstete rote Paprika, gewürfelte Tomaten, Gemüsebrühe, Paprika, Salz und Pfeffer hinzufügen. 15 Minuten köcheln lassen.
* Verwenden Sie einen Stabmixer, um die Suppe glatt zu rühren.
* Ungesüßte Mandelmilch einrühren und erhitzen.
* Heiß servieren, garniert mit frischen Basilikumblättern.

Nährwert:

* Kalorien: 130
* Protein: 2g

* Kohlenhydrate: 26g
* Faser: 4g
* Fett: 3g

Truthahn-Avocado-Salat-Wraps

* Vorbereitungszeit: 15 Minuten
* Gesamtzeit: 15 Minuten
* Portionen: 2

Zutaten:

* 8 große Salatblätter (z. B. Eisberg- oder Römersalat)
* 8 Unzen gekochte Putenbrust, in Scheiben geschnitten
* 1 Avocado, in Scheiben geschnitten
* 1/2 Tasse gewürfelte Tomaten
* 1/4 Tasse rote Zwiebel, fein gehackt
* 1/4 Tasse griechischer Naturjoghurt
* 1 Esslöffel Limettensaft
* Salz und Pfeffer nach Geschmack

Vorbereitung:

* Salatblätter als Wraps auslegen.
* Füllen Sie jedes Salatblatt mit Putenscheiben, Avocado, Tomatenwürfeln und roten Zwiebeln.
* In einer kleinen Schüssel griechischen Joghurt, Limettensaft, Salz und Pfeffer vermischen. Über die Wraps träufeln.

* Die Salatblätter aufrollen und die Füllung darin fixieren.

Nährwert:

* Kalorien: 310
* Protein: 26g
* Kohlenhydrate: 14g
* Faser: 6g
* Fett: 17g

Linsen-Gemüse-Eintopf

* Vorbereitungszeit: 15 Minuten
* Kochzeit: 30 Minuten
* Gesamtzeit: 45 Minuten
* Portionen: 6

Zutaten:

* 1 Tasse getrocknete grüne oder braune Linsen, abgespült und abgetropft
* 1 Zwiebel, gehackt
* 2 Karotten, gewürfelt
* 2 Selleriestangen, gewürfelt
* 2 Knoblauchzehen, gehackt
* 1 Dose (14 oz) gewürfelte Tomaten
* 6 Tassen Gemüsebrühe
* 1 Teelöffel gemahlener Kreuzkümmel
* 1 Teelöffel Paprika
* Salz und Pfeffer nach Geschmack
* Frische Petersilie zum Garnieren

Vorbereitung:

* In einem großen Topf gehackte Zwiebeln, Karotten und Sellerie anbraten, bis sie leicht weich sind.
* Gehackten Knoblauch, gemahlenen Kreuzkümmel, Paprika, Salz und Pfeffer hinzufügen. Noch eine Minute kochen lassen.
* Abgespülte Linsen, Tomatenwürfel und Gemüsebrühe hinzufügen. Zum Kochen bringen, dann die Hitze reduzieren und etwa 25–30 Minuten köcheln lassen, bis die Linsen weich sind.
* Heiß servieren, garniert mit frischer Petersilie.

Nährwert:
* Kalorien: 190
* Protein: 11g
* Kohlenhydrate: 36g
* Ballaststoffe: 11g
* Fett: 1g

Buddha-Bowl mit Quinoa und geröstetem Gemüse

* Vorbereitungszeit: 15 Minuten
* Kochzeit: 25 Minuten
* Gesamtzeit: 40 Minuten
* Portionen: 2

Zutaten:
* 1 Tasse Quinoa, abgespült
* 2 Tassen gemischtes Gemüse (wie Süßkartoffeln, Paprika, Zucchini), gewürfelt

* 2 Esslöffel Olivenöl
* 1 Teelöffel getrockneter Thymian
* Salz und Pfeffer nach Geschmack
* 2 Tassen Babyspinat oder Grünkohl
* 1/2 Avocado, in Scheiben geschnitten
* 1/4 Tasse Hummus
* Zitronenschnitze zum Servieren

Vorbereitung:
* Den Backofen auf 400°F (200°C) vorheizen.
* Gewürfeltes gemischtes Gemüse mit 1 Esslöffel Olivenöl, getrocknetem Thymian, Salz und Pfeffer vermengen. Verteilen Sie sie auf einem Backblech und rösten Sie sie etwa 20–25 Minuten lang oder bis sie weich und leicht karamellisiert sind.
* Während das Gemüse röstet, Quinoa nach Packungsanleitung kochen.
* Um die Schüsseln zusammenzustellen, teilen Sie die gekochte Quinoa auf zwei Schüsseln auf. Mit geröstetem Gemüse, Babyspinat oder Grünkohl, Avocadoscheiben und einem Klecks Hummus belegen.
* Mit dem restlichen Esslöffel Olivenöl beträufeln und frischen Zitronensaft über die Schüsseln pressen.

Nährwert:
* Kalorien: 460
* Protein: 12g
* Kohlenhydrate: 60g
* Ballaststoffe: 12g

* Fett: 21g

Kapitel 4: Nährende Abendessen

Gegrilltes Zitronen-Kräuter-Hähnchen mit Spargel

* Vorbereitungszeit: 15 Minuten
* Kochzeit: 20 Minuten
* Gesamtzeit: 35 Minuten
* Portionen: 2

Zutaten:

* 2 Hähnchenbrustfilets ohne Knochen und Haut
* Schale und Saft von 1 Zitrone
* 2 Esslöffel Olivenöl
* 2 Knoblauchzehen, gehackt
* 1 Teelöffel getrocknete Kräutermischung (Thymian, Rosmarin, Oregano)
* Salz und Pfeffer nach Geschmack
* 1 Bund Spargel, geputzt
* Frische Kräuter (z. B. Petersilie) zum Garnieren

Vorbereitung:

* In einer Schüssel Zitronenschale, Zitronensaft, Olivenöl, gehackten Knoblauch, getrocknete Kräuter, Salz und Pfeffer verrühren, um die Marinade herzustellen.

* Die Hähnchenbrüste etwa 15 Minuten in der Mischung marinieren.
* Den Grill oder die Grillpfanne bei mittlerer bis hoher Hitze vorheizen. Grillen Sie das Hähnchen auf jeder Seite etwa 6–8 Minuten lang oder bis es gar ist.
* Während Sie das Hähnchen grillen, Olivenöl über den Spargel träufeln und mit Salz und Pfeffer würzen. Etwa 3-4 Minuten grillen, bis es weich ist.
* Servieren Sie das gegrillte Zitronen-Kräuter-Hähnchen zusammen mit dem gegrillten Spargel. Mit frischen Kräutern garnieren.

Nährwert (pro Portion):
* Kalorien: 330
* Protein: 31g
* Kohlenhydrate: 8g
* Ballaststoffe: 3g
* Fett: 20g

Gebackener Kabeljau mit Kurkuma-Blumenkohlreis

* Vorbereitungszeit: 15 Minuten
* Kochzeit: 25 Minuten
* Gesamtzeit: 40 Minuten
* Portionen: 2

Zutaten:
* 2 Kabeljaufilets
* 1 Teelöffel gemahlener Kurkuma

* 1/2 Teelöffel gemahlener Kreuzkümmel
* Salz und Pfeffer nach Geschmack
* 1 kleiner Kopf Blumenkohl, gerieben (zur Herstellung von Blumenkohl-Reis)
* 1 Esslöffel Olivenöl
* 1/4 Tasse gewürfelte rote Paprika
* Frischer Koriander zum Garnieren

Vorbereitung:

* Den Backofen auf 375°F (190°C) vorheizen.
* Kabeljaufilets auf ein Backblech legen. Streuen Sie gemahlene Kurkuma, gemahlenen Kreuzkümmel, Salz und Pfeffer über die Filets.
* Etwa 15–20 Minuten backen oder bis der Kabeljau flockig und vollständig gegart ist.
* In einer Pfanne Olivenöl bei mittlerer Hitze erhitzen. Geriebenen Blumenkohl und gewürfelte rote Paprika hinzufügen. Etwa 5–7 Minuten anbraten, bis der Blumenkohl weich ist.
* Den gebackenen Kabeljau über Kurkuma-Blumenkohlreis servieren. Mit frischem Koriander garnieren.

Nährwert (pro Portion):

* Kalorien: 290
* Protein: 34g
* Kohlenhydrate: 14g
* Ballaststoffe: 5g
* Fett: 10g

Mit Pilzen und Spinat gefüllte Paprika

* Vorbereitungszeit: 15 Minuten
* Kochzeit: 30 Minuten
* Gesamtzeit: 45 Minuten
* Portionen: 4

Zutaten:

* 4 Paprika, Oberteile entfernt und Kerne entfernt
* 1 Tasse gehackte Pilze
* 2 Tassen gehackter frischer Spinat
* 1 Zwiebel, gehackt
* 2 Knoblauchzehen, gehackt
* 1 Tasse gekochte Quinoa
* 1 Teelöffel getrocknete Kräutermischung (Thymian, Basilikum)
* Salz und Pfeffer nach Geschmack
* 1/2 Tasse geriebener Käse (Mozzarella oder Feta)
* Olivenöl zum Kochen

Vorbereitung:

* Den Backofen auf 375°F (190°C) vorheizen.

* In einer Pfanne Olivenöl bei mittlerer Hitze erhitzen. Gehackte Zwiebeln dazugeben und glasig dünsten.

* Gehackte Pilze und gehackten Knoblauch hinzufügen. Etwa 5 Minuten kochen, bis die Pilze weich sind.

* Gehackten Spinat und gekochtes Quinoa unterrühren. Mit getrockneten Kräutern, Salz und Pfeffer würzen.

* Jede Paprika mit der Pilz-Spinat-Mischung füllen. Legen Sie sie in eine Auflaufform.

* Belegen Sie jede gefüllte Paprika mit geriebenem Käse.

* Etwa 20–25 Minuten backen oder bis die Paprika weich sind und der Käse geschmolzen ist.

Nährwert (pro Portion):

* Kalorien: 240

* Protein: 12g

* Kohlenhydrate: 36g

* Faser: 9g

* Fett: 6g

Quinoa und schwarze Bohnenpfanne

* Vorbereitungszeit: 15 Minuten

* Kochzeit: 20 Minuten

* Gesamtzeit: 35 Minuten

* Portionen: 4

Zutaten:

* 1 Tasse Quinoa, abgespült

* 2 Tassen Gemüsebrühe oder Wasser

* 1 Dose (15 oz) schwarze Bohnen, abgetropft und abgespült

* 2 Tassen gemischtes Gemüse (Paprika, Karotten, Erbsen), gehackt
* 2 Knoblauchzehen, gehackt
* 2 Esslöffel Sojasauce oder Tamari (glutenfreie Sojasauce)
* 1 Esslöffel Sesamöl
* 1 Teelöffel gemahlener Ingwer
* Gehackte Frühlingszwiebeln zum Garnieren

Vorbereitung:

* In einem Topf Quinoa und Gemüsebrühe vermischen. Zum Kochen bringen, dann die Hitze reduzieren, abdecken und etwa 15 Minuten köcheln lassen, bis die Quinoa gar ist und die Flüssigkeit aufgesogen ist.

* In einer großen Pfanne Sesamöl bei mittlerer Hitze erhitzen. Gehackten Knoblauch und gehacktes gemischtes Gemüse hinzufügen. Unter Rühren etwa 5–7 Minuten braten, bis das Gemüse weich ist.

* Gekochtes Quinoa und schwarze Bohnen in die Pfanne geben. Sojasauce und gemahlenen Ingwer unterrühren. Zum Erhitzen weitere 2-3 Minuten kochen lassen.

* Servieren Sie die Quinoa- und schwarze Bohnenpfanne, garniert mit gehackten Frühlingszwiebeln.

Nährwert (pro Portion):
* Kalorien: 320
* Protein: 12g
* Kohlenhydrate: 50g

* Faser: 9g
* Fett: 8g

Kichererbsen-Gemüse-Kokos-Curry

* Vorbereitungszeit: 15 Minuten
* Kochzeit: 25 Minuten
* Gesamtzeit: 40 Minuten
* Portionen: 4

Zutaten:

* 1 Esslöffel Kokosöl
* 1 Zwiebel, gehackt
* 2 Knoblauchzehen, gehackt
* 1 Esslöffel Currypulver
* 1 Teelöffel gemahlener Kurkuma
* 1 Teelöffel gemahlener Kreuzkümmel
* 1/2 Teelöffel gemahlener Koriander
* 1 Dose (14 oz) Kichererbsen, abgetropft und abgespült
* 2 Tassen gemischtes Gemüse (wie Karotten, Paprika, Erbsen), gehackt
* 1 Dose (14 oz) Kokosmilch
* 1 Tasse Gemüsebrühe
* Salz und Pfeffer nach Geschmack
* Frischer Koriander zum Garnieren
* Gekochter brauner Reis oder Quinoa zum Servieren

Vorbereitung:

* In einer großen Pfanne oder einem Topf Kokosöl bei mittlerer Hitze erhitzen. Gehackte Zwiebeln dazugeben und glasig dünsten.
* Gehackten Knoblauch, Currypulver, gemahlene Kurkuma, gemahlenen Kreuzkümmel und gemahlenen Koriander hinzufügen. Etwa 1-2 Minuten kochen, bis es duftet.
* Kichererbsen und gehacktes gemischtes Gemüse unterrühren. Weitere 5 Minuten kochen lassen.
* Mit Kokosmilch und Gemüsebrühe aufgießen. Mit Salz und Pfeffer würzen. Etwa 15 Minuten köcheln lassen, damit sich die Aromen vermischen und das Gemüse garen kann.
* Servieren Sie das Kichererbsen-Gemüse-Kokos-Curry über gekochtem braunem Reis oder Quinoa. Mit frischem Koriander garnieren.

Nährwert (pro Portion):
* Kalorien: 380
* Protein: 10g
* Kohlenhydrate: 45g
* Ballaststoffe: 10g
* Fett: 20g

Kapitel 5:
Schilddrüsenunterstützen de Snacks

Gerösteter Kichererbsen-Snack

* Vorbereitungszeit: 10 Minuten
* Kochzeit: 30 Minuten
* Gesamtzeit: 40 Minuten
* Portionen: 4

Zutaten:

* 1 Dose (15 oz) Kichererbsen, abgetropft und abgespült
* 1 Esslöffel Olivenöl
* 1 Teelöffel gemahlener Kreuzkümmel
* 1/2 Teelöffel geräuchertes Paprikapulver
* Salz und Pfeffer nach Geschmack

Vorbereitung:

* Den Backofen auf 400°F (200°C) vorheizen.
* Tupfen Sie die Kichererbsen mit einem Papiertuch trocken, um überschüssige Feuchtigkeit zu entfernen.
* In einer Schüssel Kichererbsen mit Olivenöl, gemahlenem Kreuzkümmel, geräuchertem Paprika, Salz und Pfeffer vermischen.
* Kichererbsen in einer Schicht auf einem Backblech verteilen.

* Etwa 25–30 Minuten rösten, dabei nach der Hälfte der Zeit umrühren, bis die Kichererbsen knusprig und goldbraun sind.

* Vor dem Servieren abkühlen lassen.

Nährwert (pro Portion):

* Kalorien: 140

* Protein: 7g

* Kohlenhydrate: 20g

* Faser: 6g

* Fett: 4g

Guacamole mit Gemüsesticks

* Vorbereitungszeit: 10 Minuten

* Gesamtzeit: 10 Minuten

* Portionen: 2

Zutaten:

* 2 reife Avocados

* 1 kleine Tomate, gewürfelt

* 1/4 rote Zwiebel, fein gehackt

* 1 Knoblauchzehe, gehackt

* Saft von 1 Limette

* Salz und Pfeffer nach Geschmack

* Gemüsesticks (Karotten, Sellerie, Paprika) zum Dippen

Vorbereitung:

* In einer Schüssel die Avocados mit einer Gabel zerdrücken, bis die gewünschte Konsistenz erreicht ist.

* Gewürfelte Tomaten, gehackte rote Zwiebeln, gehackten Knoblauch, Limettensaft, Salz und Pfeffer unterrühren.
* Guacamole mit Gemüsesticks zum Dippen servieren.

Nährwert (pro Portion):
* Kalorien: 220
* Protein: 3g
* Kohlenhydrate: 14g
* Faser: 9g
* Fett: 18g

Studentenfutter mit Nüssen und Samen

* Vorbereitungszeit: 5 Minuten
* Gesamtzeit: 5 Minuten
* Portionen: 4

Zutaten:
* 1/2 Tasse gemischte Nüsse (Mandeln, Walnüsse, Cashewnüsse)
* 1/4 Tasse Kürbiskerne
* 1/4 Tasse Sonnenblumenkerne
* 1/4 Tasse getrocknete Preiselbeeren oder Rosinen
* 1/4 Teelöffel gemahlener Zimt

Vorbereitung:
* Alle Zutaten in einer Schüssel vermischen.
* In einzelne Portionen aufteilen oder in einem luftdichten Behälter aufbewahren.

Nährwert (pro Portion):

* Kalorien: 180

* Protein: 6g

* Kohlenhydrate: 15g

* Ballaststoffe: 3g

* Fett: 12g

Kokosjoghurt Perfekt

* Vorbereitungszeit: 10 Minuten

* Gesamtzeit: 10 Minuten

* Portionen: 2

Zutaten:

* 1 Tasse Kokosjoghurt (milchfrei)

* 1/2 Tasse gemischte Beeren (Blaubeeren, Erdbeeren)

* 1/4 Tasse Müsli (auf Wunsch glutenfrei)

* 1 Esslöffel Chiasamen

Vorbereitung:

* In Serviergläsern oder Schüsseln Kokosjoghurt, gemischte Beeren, Müsli und Chiasamen schichten.

* Wiederholen Sie die Schichten nach Bedarf.

* Sofort servieren.

Nährwert (pro Portion):

* Kalorien: 220

* Protein: 4g

* Kohlenhydrate: 30g

* Faser: 7g

* Fett: 9g

Griechischer Joghurt und Beeren-Smoothie

* Vorbereitungszeit: 5 Minuten
* Gesamtzeit: 5 Minuten
* Portionen: 2

Zutaten:

* 1 Tasse griechischer Joghurt (vollfett oder fettarm)
* 1 Tasse gemischte Beeren (Blaubeeren, Himbeeren, Erdbeeren)
* 1 Banane, gefroren
* 1 Esslöffel Chiasamen
* 1/2 Tasse ungesüßte Mandelmilch (oder eine andere bevorzugte Milch)
* Honig oder Ahornsirup (optional, für die Süße)
* Eiswürfel

Vorbereitung:

* In einem Mixer griechischen Joghurt, gemischte Beeren, gefrorene Banane, Chiasamen und Mandelmilch vermischen.
* Pürieren, bis eine glatte und cremige Masse entsteht. Nach Belieben Honig oder Ahornsirup zum Süßen hinzufügen.
* Eiswürfel hinzufügen und erneut mixen, um den Smoothie abzukühlen.
* Den Smoothie in Gläser füllen und sofort genießen.

Nährwert (pro Portion):

* Kalorien: 200
* Protein: 14g
* Kohlenhydrate: 30g
* Faser: 6g
* Fett: 5g

Kapitel 6: Befriedigende Seiten

Geröstetes Wurzelgemüse mit Knoblauch und Rosmarin

* Vorbereitungszeit: 15 Minuten
* Kochzeit: 30 Minuten
* Gesamtzeit: 45 Minuten
* Portionen: 4

Zutaten:

* 4 Tassen gemischtes Wurzelgemüse (z. B. Karotten, Süßkartoffeln, Pastinaken), geschält und gewürfelt
* 2 Esslöffel Olivenöl
* 3 Knoblauchzehen, gehackt
* 1 Esslöffel frischer Rosmarin, gehackt
* Salz und Pfeffer nach Geschmack

Vorbereitung:

* Den Backofen auf 400°F (200°C) vorheizen.
* In einer Schüssel gewürfeltes Wurzelgemüse mit Olivenöl, gehacktem Knoblauch, gehacktem Rosmarin, Salz und Pfeffer vermengen.
* Das Gemüse in einer Schicht auf einem Backblech verteilen.
* Etwa 25–30 Minuten rösten, dabei nach der Hälfte der Zeit umrühren, bis das Gemüse zart und goldbraun ist.

Nährwert (pro Portion):

* Kalorien: 150

* Protein: 2g

* Kohlenhydrate: 25g

* Ballaststoffe: 5g

* Fett: 6g

Grünkohl-Cranberry-Quinoa-Salat

* Vorbereitungszeit: 15 Minuten

* Kochzeit: 15 Minuten

* Gesamtzeit: 30 Minuten

* Portionen: 4

Zutaten:

* 1 Tasse Quinoa, abgespült

* 2 Tassen Gemüsebrühe oder Wasser

* 2 Tassen gehackter Grünkohl

* 1/2 Tasse getrocknete Preiselbeeren

* 1/4 Tasse gehackte Walnüsse oder Mandeln

* 1/4 Tasse zerbröckelter Feta-Käse (optional)

* Saft von 1 Zitrone

* 2 Esslöffel Olivenöl

* Salz und Pfeffer nach Geschmack

Vorbereitung:

* In einem Topf Quinoa und Gemüsebrühe vermischen. Zum Kochen bringen, dann die Hitze reduzieren, abdecken und etwa 15 Minuten köcheln

lassen, bis die Quinoa gar ist und die Flüssigkeit aufgesogen ist.

* In einer großen Schüssel gehackten Grünkohl mit Zitronensaft und einer Prise Salz einige Minuten lang einmassieren, damit er weich wird.
* Gekochte Quinoa mit einer Gabel auflockern und mit dem Grünkohl in die Schüssel geben.
* Getrocknete Preiselbeeren, gehackte Nüsse und zerbröckelten Feta (falls verwendet) unterrühren.
* Mit Olivenöl beträufeln, mit Pfeffer würzen und vermengen.

Nährwert (pro Portion):
* Kalorien: 320
* Protein: 9g
* Kohlenhydrate: 46g
* Faser: 6g
* Fett: 13g

Blumenkohlbrei mit Schnittlauch

* Vorbereitungszeit: 10 Minuten
  * Kochzeit: 15 Minuten
  * Gesamtzeit: 25 Minuten
  * Portionen: 4

Zutaten:
* 1 mittelgroßer Blumenkohl, in Röschen geschnitten
* 2 Knoblauchzehen, gehackt
* 2 Esslöffel Ghee oder Olivenöl

* 1/4 Tasse ungesüßte Mandelmilch (oder eine beliebige Milch Ihrer Wahl)
* Salz und Pfeffer nach Geschmack
* Gehackter Schnittlauch zum Garnieren
Vorbereitung:
* Blumenkohlröschen etwa 10–15 Minuten dämpfen oder kochen, bis sie weich sind.
* In einer Pfanne Ghee oder Olivenöl bei mittlerer Hitze erhitzen. Den gehackten Knoblauch dazugeben und eine Minute anbraten.
* In einer Küchenmaschine gedünsteten Blumenkohl, sautierten Knoblauch, Mandelmilch, Salz und Pfeffer vermischen.
* Pürieren, bis eine glatte und cremige Masse entsteht.
* Vor dem Servieren mit gehacktem Schnittlauch garnieren.
Nährwert (pro Portion):
* Kalorien: 70
* Protein: 3g
* Kohlenhydrate: 8g
* Faser: 4g
* Fett: 4g

Gedämpfter Brokkoli mit Zitronen-Tahini-Sauce

* Vorbereitungszeit: 10 Minuten
* Kochzeit: 10 Minuten

* Gesamtzeit: 20 Minuten
* Portionen: 4

Zutaten:

* 4 Tassen Brokkoliröschen
* Saft von 1 Zitrone
* 2 Esslöffel Tahini
* 2 Esslöffel Wasser
* 1 Esslöffel Olivenöl
* 1 Knoblauchzehe, gehackt
* Salz und Pfeffer nach Geschmack
* Sesamsamen zum Garnieren

Vorbereitung:

* Brokkoliröschen etwa 5–7 Minuten dämpfen, bis sie weich sind.
* In einer Schüssel Zitronensaft, Tahini, Wasser, Olivenöl, gehackten Knoblauch, Salz und Pfeffer verrühren, um die Sauce herzustellen.
* Die Zitronen-Tahini-Sauce über den gedünsteten Brokkoli träufeln.
* Vor dem Servieren mit Sesamkörnern garnieren.

Nährwert (pro Portion):

* Kalorien: 80
* Protein: 3g
* Kohlenhydrate: 7g
* Ballaststoffe: 3g
* Fett: 5g

Gerösteter Rosenkohl mit Balsamico-Glasur

* Vorbereitungszeit: 10 Minuten
* Kochzeit: 20 Minuten
* Gesamtzeit: 30 Minuten
* Portionen: 4

Zutaten:

* 1 Pfund Rosenkohl, geputzt und halbiert
* 2 Esslöffel Olivenöl
* Salz und Pfeffer nach Geschmack
* 2 Esslöffel Balsamico-Essig
* 1 Esslöffel reiner Ahornsirup
* Gehackte frische Petersilie zum Garnieren

Vorbereitung:

* Den Backofen auf 400°F (200°C) vorheizen.
* In einer Schüssel halbierten Rosenkohl mit Olivenöl, Salz und Pfeffer vermischen.
* Den Rosenkohl in einer Schicht auf einem Backblech verteilen.
* Etwa 20 Minuten rösten, dabei nach der Hälfte der Zeit umrühren, bis der Rosenkohl knusprig und karamellisiert ist.
* In einem kleinen Topf Balsamico-Essig und Ahornsirup vermischen. Bei mittlerer Hitze kochen, bis die Mischung reduziert und leicht eingedickt ist.
* Die Balsamico-Glasur über den gerösteten Rosenkohl träufeln.

* Vor dem Servieren mit gehackter frischer Petersilie garnieren.

Nährwert (pro Portion):

* Kalorien: 120
* Protein: 3g
* Kohlenhydrate: 17g
* Ballaststoffe: 5g
* Fett: 5g

Kapitel 7: Wohltuende Suppen und Eintöpfe

Immunstärkende Hühnerknochenbrühe

* Vorbereitungszeit: 10 Minuten
* Kochzeit: 8–12 Stunden (Slow Cooker oder Herd)
* Gesamtzeit: 8-12 Stunden
* Portionen: Variiert

Zutaten:

* 1 ganzes Huhn oder Hühnerknochen
* 2 Karotten, gehackt
* 2 Selleriestangen, gehackt
* 1 Zwiebel, geschält und geviertelt
* 4 Knoblauchzehen, zerdrückt
* 2 Lorbeerblätter
* 1 Esslöffel Apfelessig
* Wasser
* Salz und Pfeffer nach Geschmack

Vorbereitung:

* Legen Sie das Huhn oder die Hühnerknochen in einen großen Topf oder Slow Cooker.
* Gehackte Karotten, Sellerie, Zwiebeln, zerdrückten Knoblauch, Lorbeerblätter und Apfelessig hinzufügen.
* Füllen Sie den Topf mit so viel Wasser, dass die Zutaten bedeckt sind.

* Zum Kochen bringen, dann auf köcheln lassen. Wenn Sie einen Slow Cooker verwenden, stellen Sie ihn auf niedrige Hitze ein.

* 8–12 Stunden köcheln lassen, um die Aromen und Nährstoffe aus den Knochen zu extrahieren.

* Die Brühe abseihen und mit Salz und Pfeffer würzen.

Nährwert (pro Portion – basierend auf einer 1-Tasse-Portion):

* Kalorien: 20

* Protein: 2g

* Kohlenhydrate: 1g

* Fett: 1g

Cremige Süßkartoffel-Karotten-Suppe

* Vorbereitungszeit: 15 Minuten

* Kochzeit: 30 Minuten

* Gesamtzeit: 45 Minuten

* Portionen: 4

Zutaten:

* 2 große Süßkartoffeln, geschält und gehackt

* 2 Karotten, geschält und gehackt

* 1 Zwiebel, gehackt

* 2 Knoblauchzehen, gehackt

* 4 Tassen Gemüsebrühe

* 1 Teelöffel gemahlener Kurkuma

* 1/2 Teelöffel gemahlener Ingwer

* 1/2 Teelöffel gemahlener Zimt
* 1/4 Tasse Kokosmilch
* Salz und Pfeffer nach Geschmack
* Gehackter frischer Koriander zum Garnieren

Vorbereitung:

* In einem Topf gehackte Zwiebeln und gehackten Knoblauch anbraten, bis sie glasig sind.
* Gehackte Süßkartoffeln und Karotten hinzufügen. Gemahlene Kurkuma, gemahlenen Ingwer und gemahlenen Zimt unterrühren.
* Gemüsebrühe angießen und zum Kochen bringen. Hitze reduzieren und köcheln lassen, bis das Gemüse weich ist.
* Verwenden Sie einen Stabmixer oder einen normalen Mixer, um die Suppe zu pürieren, bis sie glatt und cremig ist.
* Kokosmilch einrühren. Mit Salz und Pfeffer würzen.
* Servieren Sie die cremige Süßkartoffel-Karotten-Suppe, garniert mit gehacktem Koriander.

Nährwert (pro Portion):

* Kalorien: 180
* Protein: 2g
* Kohlenhydrate: 35g
* Faser: 6g
* Fett: 4g

Herzhafte Minestrone-Suppe

* Vorbereitungszeit: 15 Minuten
* Kochzeit: 30 Minuten
* Gesamtzeit: 45 Minuten
* Portionen: 6

Zutaten:

* 1 Esslöffel Olivenöl
* 1 Zwiebel, gehackt
* 2 Karotten, gehackt
* 2 Selleriestangen, gehackt
* 2 Knoblauchzehen, gehackt
* 1 Dose (14 oz) gewürfelte Tomaten
* 4 Tassen Gemüsebrühe
* 1 Dose (15 oz) Kidneybohnen, abgetropft und abgespült
* 1 Zucchini, gehackt
* 1 Tasse gekochte Vollkornnudeln oder Quinoa
* 1 Teelöffel getrocknetes Basilikum
* 1 Teelöffel getrockneter Oregano
* Salz und Pfeffer nach Geschmack
* Frisches Basilikum zum Garnieren
* Geriebener Parmesankäse (optional)

Vorbereitung:

* In einem großen Topf Olivenöl bei mittlerer Hitze erhitzen. Gehackte Zwiebeln, Karotten, Sellerie und gehackten Knoblauch hinzufügen. Anbraten, bis das Gemüse weich ist.

* Gewürfelte Tomaten und Gemüsebrühe unterrühren. Zum Kochen bringen.
* Kidneybohnen und gehackte Zucchini hinzufügen. Etwa 10-15 Minuten köcheln lassen.
* Gekochte Nudeln oder Quinoa, getrocknetes Basilikum, getrockneten Oregano, Salz und Pfeffer unterrühren.
* Servieren Sie die herzhafte Minestrone-Suppe, garniert mit frischem Basilikum und geriebenem Parmesankäse, falls gewünscht.

Nährwert (pro Portion):
* Kalorien: 240
* Protein: 10g
* Kohlenhydrate: 47g
* Ballaststoffe: 10g
* Fett: 2g

Mit Kreuzkümmel gewürzter Linseneintopf

* Vorbereitungszeit: 15 Minuten
* Kochzeit: 35 Minuten
* Gesamtzeit: 50 Minuten
* Portionen: 4
Zutaten:
* 1 Tasse braune oder grüne Linsen, abgespült
* 4 Tassen Gemüsebrühe
* 1 Zwiebel, gehackt

* 2 Karotten, gehackt
* 2 Selleriestangen, gehackt
* 2 Knoblauchzehen, gehackt
* 1 Teelöffel gemahlener Kreuzkümmel
* 1/2 Teelöffel gemahlener Kurkuma
* 1/2 Teelöffel gemahlener Koriander
* 1/4 Teelöffel gemahlener Zimt
* 1 Dose (14 oz) gewürfelte Tomaten
* Saft von 1 Zitrone
* Salz und Pfeffer nach Geschmack
* Frischer Koriander zum Garnieren

Vorbereitung:
* In einem großen Topf gehackte Zwiebeln, Karotten, Sellerie und gehackten Knoblauch anbraten, bis sie weich sind.
* Gespülte Linsen, Gemüsebrühe, gemahlenen Kreuzkümmel, gemahlene Kurkuma, gemahlenen Koriander und gemahlenen Zimt hinzufügen.
* Zum Kochen bringen, dann die Hitze reduzieren und etwa 25–30 Minuten köcheln lassen, bis die Linsen weich sind.
* Gewürfelte Tomaten und Zitronensaft unterrühren. Mit Salz und Pfeffer würzen.
* Den mit Kreuzkümmel gewürzten Linseneintopf servieren, garniert mit frischem Koriander.

Nährwert (pro Portion):
* Kalorien: 280
* Protein: 16g

* Kohlenhydrate: 50g
* Faser: 18g
* Fett: 1g

Cremige Suppe aus gerösteten roten Paprika und Blumenkohl

* Vorbereitungszeit: 15 Minuten
* Kochzeit: 40 Minuten
* Gesamtzeit: 55 Minuten
* Portionen: 4

Zutaten:

* 2 rote Paprika
* 1 mittelgroßer Blumenkohl, in Röschen geschnitten
* 1 Zwiebel, gehackt
* 2 Knoblauchzehen, gehackt
* 2 Tassen Gemüsebrühe
* 1/2 Tasse ungesüßte Mandelmilch (oder eine andere bevorzugte Milch)
* 1 Esslöffel Olivenöl
* 1 Teelöffel geräuchertes Paprikapulver
* Salz und Pfeffer nach Geschmack
* Gehackte frische Petersilie zum Garnieren

Vorbereitung:

* Den Backofen auf 400°F (200°C) vorheizen.
* Legen Sie die roten Paprika auf ein Backblech. Im Ofen rösten, bis die Haut verkohlt ist und Blasen wirft. Aus dem Ofen nehmen, in eine Schüssel

geben und mit einem Deckel oder einer Plastikfolie abdecken. Dadurch lässt sich die Haut leichter ablösen. Nach dem Abkühlen die gerösteten Paprikaschoten schälen, entkernen und hacken.

* In einem großen Topf Olivenöl bei mittlerer Hitze erhitzen. Gehackte Zwiebeln dazugeben und glasig dünsten.

* Gehackten Knoblauch, gehackte Blumenkohlröschen und geräuchertes Paprikapulver hinzufügen. Einige Minuten anbraten.

* Gemüsebrühe angießen und zum Kochen bringen. Hitze reduzieren und köcheln lassen, bis der Blumenkohl weich ist.

* Verwenden Sie einen Stabmixer oder einen normalen Mixer, um die Mischung glatt und cremig zu pürieren.

* Die Suppe wieder in den Topf geben, gehackte geröstete rote Paprika und ungesüßte Mandelmilch hinzufügen. Mit Salz und Pfeffer würzen.

* Die Suppe bei schwacher Hitze erhitzen, bis sie durchgewärmt ist.

* Servieren Sie die cremige Suppe aus gerösteten roten Paprika und Blumenkohl, garniert mit gehackter Petersilie.

Nährwert (pro Portion):
* Kalorien: 130
* Protein: 5g
* Kohlenhydrate: 18g
* Faser: 6g

* Fett: 6g

Kapitel 8: Gesunde Desserts

Chia-Samen-Pudding mit Beeren

* Zubereitungszeit: 10 Minuten (plus Abkühlzeit)
* Gesamtzeit: 2-3 Stunden (Abkühlzeit)
* Portionen: 2

Zutaten:

* 1/4 Tasse Chiasamen
* 1 Tasse ungesüßte Mandelmilch (oder eine beliebige Milch Ihrer Wahl)
* 1 Esslöffel reiner Ahornsirup oder Honig
* 1/2 Teelöffel Vanilleextrakt
* Gemischte Beeren zum Garnieren (Blaubeeren, Erdbeeren, Himbeeren)
* Gehackte Nüsse (z. B. Mandeln oder Walnüsse) zum Garnieren

Vorbereitung:

* In einer Schüssel Chiasamen, Mandelmilch, Ahornsirup oder Honig und Vanilleextrakt vermischen.
* Zum Kombinieren gut umrühren. Lassen Sie die Mischung etwa 10 Minuten ruhen und rühren Sie dann erneut um, um Klumpenbildung zu vermeiden.
* Decken Sie die Schüssel ab und stellen Sie sie 2-3 Stunden lang in den Kühlschrank, oder bis die

Mischung dicker wird und eine puddingartige Konsistenz hat.

* Vor dem Servieren den Chiasamenpudding umrühren, um die Samen gleichmäßig zu verteilen.
* Mit gemischten Beeren und gehackten Nüssen belegen.

Nährwert (pro Portion):
* Kalorien: 180
* Protein: 5g
* Kohlenhydrate: 22g
* Ballaststoffe: 12g
* Fett: 8g

Bratäpfel mit Zimt und Walnüssen

* Vorbereitungszeit: 10 Minuten
* Kochzeit: 30 Minuten
* Gesamtzeit: 40 Minuten
* Portionen: 2

Zutaten:
* 2 Äpfel, entkernt und halbiert
* 1 Esslöffel geschmolzenes Kokosöl
* 1 Esslöffel reiner Ahornsirup oder Honig
* 1 Teelöffel gemahlener Zimt
* 1/4 Tasse gehackte Walnüsse

Vorbereitung:
* Den Backofen auf 350°F (175°C) vorheizen.
* Die Apfelhälften in eine Auflaufform legen.

* In einer kleinen Schüssel geschmolzenes Kokosöl, Ahornsirup oder Honig und gemahlenen Zimt vermischen.
* Die Mischung über die Apfelhälften streichen.
* Gehackte Walnüsse über die Äpfel streuen.
* Etwa 25–30 Minuten backen oder bis die Äpfel weich sind.

Nährwert (pro Portion):
* Kalorien: 220
* Protein: 2g
* Kohlenhydrate: 30g
* Faser: 6g
* Fett: 11g

Dunkles Schokoladen-Avocado-Mousse

* Vorbereitungszeit: 10 Minuten
* Gesamtzeit: 10 Minuten
* Portionen: 2

Zutaten:
* 1 reife Avocado, geschält und entkernt
* 1/4 Tasse ungesüßtes Kakaopulver
* 2 Esslöffel reiner Ahornsirup oder Honig
* 1/2 Teelöffel Vanilleextrakt
* Prise Salz
* Frische Beeren zum Garnieren

Vorbereitung:

* In einer Küchenmaschine Avocado, Kakaopulver, Ahornsirup oder Honig, Vanilleextrakt und Salz glatt und cremig mixen.
* Die Mousse in Serviergläser verteilen.
* Vor dem Servieren mindestens 30 Minuten im Kühlschrank lagern.
* Vor dem Servieren mit frischen Beeren belegen.

Nährwert (pro Portion):
* Kalorien: 180
* Protein: 3g
* Kohlenhydrate: 20g
* Faser: 7g
* Fett: 12g

Kokosnuss- und Mandel-Energiehäppchen

* Vorbereitungszeit: 15 Minuten
* Gesamtzeit: 15 Minuten
* Portionen: 12

Zutaten:
* 1 Tasse Haferflocken
* 1/2 Tasse ungesüßte Kokosraspeln
* 1/2 Tasse Mandelbutter
* 1/3 Tasse Honig oder Ahornsirup
* 1/2 Teelöffel Vanilleextrakt
* Prise Salz
* Gehackte Nüsse oder Samen (z. B. Mandeln oder Chiasamen) zum Rollen

Vorbereitung:

* In einer Schüssel Haferflocken und Kokosraspeln vermischen.

* Mandelbutter, Honig oder Ahornsirup, Vanilleextrakt und eine Prise Salz hinzufügen. Zum Kombinieren gut umrühren.

* Nehmen Sie kleine Portionen der Mischung und rollen Sie sie zu mundgerechten Kugeln.

* Rollen Sie die Energy Bites in gehackten Nüssen oder Samen, um die Oberfläche zu bedecken.

* Kühlen Sie die Energy Bites vor dem Servieren mindestens 30 Minuten lang.

Nährwert (pro Portion – basierend auf 1 Energiebiss):

* Kalorien: 120
* Protein: 3g
* Kohlenhydrate: 14g
* Ballaststoffe: 2g
* Fett: 6g

Bananen-Hafer-Mix-Muffins

* Vorbereitungszeit: 10 Minuten
* Kochzeit: 20 Minuten
* Gesamtzeit: 30 Minuten
* Portionen: 12 Muffins

Zutaten:

* 2 reife Bananen
* 2 Tassen Haferflocken

* 2 Eier
* 1/2 Tasse ungesüßtes Apfelmus
* 1/4 Tasse reiner Ahornsirup oder Honig
* 1 Teelöffel Vanilleextrakt
* 1 Teelöffel Backpulver
* 1/2 Teelöffel gemahlener Zimt
* Prise Salz
* Optionale Zusätze: gehackte Nüsse, dunkle Schokoladenstückchen, Trockenfrüchte

Vorbereitung:
* Den Ofen auf 175 °C (350 °F) vorheizen und eine Muffinform mit Papierförmchen auslegen.
* In einem Mixer Bananen, Haferflocken, Eier, Apfelmus, Ahornsirup oder Honig, Vanilleextrakt, Backpulver, gemahlenen Zimt und eine Prise Salz vermischen. Alles glatt rühren.
* Bei Verwendung optionale Zusatzstoffe wie gehackte Nüsse oder Schokoladenstückchen hinzufügen.
* Gießen Sie den Teig in die Muffinförmchen und füllen Sie sie jeweils zu etwa 2/3.
* Etwa 18–20 Minuten backen oder bis ein Zahnstocher, der in die Mitte eines Muffins gesteckt wird, sauber herauskommt.

Nährwert (pro Muffin):
* Kalorien: 130
* Protein: 4g
* Kohlenhydrate: 22g
* Ballaststoffe: 3g

* Fett: 3g

Gebackene Birnen mit Zimt und Pekannüssen

* Vorbereitungszeit: 10 Minuten
* Kochzeit: 25 Minuten
* Gesamtzeit: 35 Minuten
* Portionen: 2

Zutaten:

* 2 Birnen, halbiert und entkernt
* 2 Esslöffel gehackte Pekannüsse
* 1 Esslöffel reiner Ahornsirup oder Honig
* 1/2 Teelöffel gemahlener Zimt
* Prise Muskatnuss

Vorbereitung:

* Den Backofen auf 350°F (175°C) vorheizen.
* Die Birnenhälften in eine Auflaufform legen.
* In einer kleinen Schüssel gehackte Pekannüsse, Ahornsirup oder Honig, gemahlenen Zimt und eine Prise Muskatnuss vermischen.
* Füllen Sie die Birnenhöhlen mit der Pekannussmischung.
* Etwa 20–25 Minuten backen oder bis die Birnen weich und der Belag goldbraun sind.

Nährwert (pro Portion):

* Kalorien: 180
* Protein: 2g
* Kohlenhydrate: 30g

* Faser: 6g
* Fett: 7g

Vanille-Chia-Samen-Pudding mit Mandelbutter beträufeln

* Zubereitungszeit: 10 Minuten (plus Abkühlzeit)
* Gesamtzeit: 2-3 Stunden (Abkühlzeit)
* Portionen: 2
Zutaten:
* 1/4 Tasse Chiasamen
* 1 Tasse ungesüßte Mandelmilch (oder eine beliebige Milch Ihrer Wahl)
* 1 Esslöffel reiner Ahornsirup oder Honig
* 1 Teelöffel Vanilleextrakt
* 2 Esslöffel Mandelbutter
Vorbereitung:
* In einer Schüssel Chiasamen, Mandelmilch, Ahornsirup oder Honig und Vanilleextrakt vermischen.
* Zum Kombinieren gut umrühren. Lassen Sie die Mischung etwa 10 Minuten ruhen und rühren Sie dann erneut um, um Klumpenbildung zu vermeiden.
* Decken Sie die Schüssel ab und stellen Sie sie 2-3 Stunden lang in den Kühlschrank, oder bis die Mischung dicker wird und eine puddingartige Konsistenz hat.
* Vor dem Servieren den Chiasamenpudding umrühren, um die Samen gleichmäßig zu verteilen.

* Mandelbutter über den Pudding träufeln.

Nährwert (pro Portion):

* Kalorien: 220
* Protein: 7g
* Kohlenhydrate: 21g
* Ballaststoffe: 12g
* Fett: 14g

Gemischtes Beerenparfait mit Kokosjoghurt

* Vorbereitungszeit: 10 Minuten
* Gesamtzeit: 10 Minuten
* Portionen: 2

Zutaten:

* 1 Tasse gemischte Beeren (Blaubeeren, Himbeeren, Erdbeeren)
* 1 Tasse Kokosjoghurt (milchfrei)
* 1/4 Tasse Müsli (auf Wunsch glutenfrei)
* 2 Esslöffel gehackte Mandeln oder Walnüsse

Vorbereitung:

* Gemischte Beeren, Kokosjoghurt und Müsli in Serviergläser oder Schüsseln schichten.
* Wiederholen Sie die Schichten nach Bedarf.
* Mit gehackten Mandeln oder Walnüssen belegen.

Nährwert (pro Portion):

* Kalorien: 250
* Protein: 5g
* Kohlenhydrate: 32g

* Faser: 8g
* Fett: 11g

Schokoladen-Bananen-Eis

* Zubereitungszeit: 5 Minuten (plus Gefrierzeit)
* Gesamtzeit: 2-3 Stunden (Gefrierzeit)
* Portionen: 2

Zutaten:
* 2 reife Bananen, in Scheiben geschnitten und gefroren
* 2 Esslöffel ungesüßtes Kakaopulver
* 1 Esslöffel reiner Ahornsirup oder Honig
* 1/2 Teelöffel Vanilleextrakt

Vorbereitung:
* Geben Sie die gefrorenen Bananenscheiben in eine Küchenmaschine.
* Kakaopulver, Ahornsirup oder Honig und Vanilleextrakt hinzufügen.
* Mixen, bis die Mischung cremig ist und einer Eiscreme ähnelt.
* In einen Behälter umfüllen und bei Bedarf weitere 1–2 Stunden einfrieren.

Nährwert (pro Portion):
* Kalorien: 150
* Protein: 2g
* Kohlenhydrate: 37g
* Ballaststoffe: 5g
* Fett: 1g

Mandel-Kokos-Bliss Balls

* Vorbereitungszeit: 15 Minuten
* Gesamtzeit: 15 Minuten
* Portionen: 12

Zutaten:
* 1 Tasse Mandeln
* 1/2 Tasse ungesüßte Kokosraspeln
* 8-10 Datteln, entkernt
* 2 Esslöffel Mandelbutter
* 1 Teelöffel Vanilleextrakt
* Prise Salz
* Zusätzliche Kokosraspeln zum Rollen

Vorbereitung:
* In einer Küchenmaschine Mandeln und Kokosraspeln fein vermahlen.
* Entkernte Datteln, Mandelbutter, Vanilleextrakt und eine Prise Salz hinzufügen. Mischen, bis die Mischung zusammenkommt.
* Nehmen Sie kleine Portionen der Mischung und rollen Sie sie zu mundgerechten Kugeln.
* Rollen Sie die Glückseligkeitskugeln in zusätzlichen Kokosraspeln, um sie zu bedecken.
* Stellen Sie die Bliss Balls vor dem Servieren mindestens 30 Minuten in den Kühlschrank.

Nährwert (pro Bliss Ball):
* Kalorien: 100
* Protein: 2g
* Kohlenhydrate: 10g

* Ballaststoffe: 2g
* Fett: 6g

Kapitel 9: Getränke für die Gesundheit der Schilddrüse

Kräutertees zur Beruhigung von Entzündungen

Zutaten:

* 1 Teelöffel Kamillenblüten

* 1 Teelöffel getrocknete Lavendelblüten

* 1 Teelöffel getrocknete Rosenblätter

* 1 Teelöffel getrocknete Minzblätter

* Honig (optional)

Vorbereitung:

* Wasser aufkochen und in einer Tasse über die Kräuter gießen.

* Abdecken und 5-10 Minuten ziehen lassen.

* Abseihen und nach Belieben mit Honig süßen.

Grüner Smoothie zur Entgiftung

Zutaten:

* 1 Tasse Spinat- oder Grünkohlblätter

* 1/2 Gurke, geschält und gehackt

* 1 grüner Apfel, entkernt und gehackt

* 1/2 Zitrone, geschält

* 1/2-Zoll-Stück Ingwer, geschält

* 1 Tasse Kokoswasser oder Wasser
Vorbereitung:
* Alle Zutaten glatt rühren.
Nährwert (pro Portion):
* Kalorien: 90
* Protein: 2g
* Kohlenhydrate: 22g
* Ballaststoffe: 5g
* Fett: 0,5 g

Ingwer- und Kurkuma-Elixier

Zutaten:
* 1 Zoll großes Stück Ingwer, geschält und gerieben
* 1 Teelöffel gemahlener Kurkuma
* Saft von 1 Zitrone
* 1 Esslöffel reiner Ahornsirup oder Honig
* Heißes Wasser
Vorbereitung:
* In einer Tasse geriebenen Ingwer, gemahlene Kurkuma, Zitronensaft und Ahornsirup oder Honig vermischen.
* Heißes Wasser hinzufügen und gut umrühren.
Nährwert (pro Portion):
* Kalorien: 20
* Kohlenhydrate: 5g

Feuchtigkeitsspendende, angereicherte Wasserkombinationen

Zutaten:

* Gurke und Minze

* Zitrone und Ingwer

* Orange und Basilikum

* Erdbeere und Basilikum

* Wassermelone und Limette

* Blaubeere und Lavendel

Vorbereitung:

* Kombinieren Sie die Zutaten in einem Krug Wasser.

* Lassen Sie das Wasser vor dem Servieren einige Stunden ziehen.

Beeren-Antioxidans-Smoothie

Zutaten:

* 1 Tasse gemischte Beeren (Blaubeeren, Erdbeeren, Himbeeren)

* 1/2 Banane

* 1/2 Tasse Spinatblätter

* 1/2 Tasse ungesüßte Mandelmilch (oder eine andere bevorzugte Milch)

* 1/2 Tasse Wasser

* 1 Esslöffel Chiasamen

* 1 Teelöffel reiner Ahornsirup oder Honig (optional)
* Eiswürfel

Vorbereitung:

* Mischen Sie in einem Mixer gemischte Beeren, Banane, Spinat, Mandelmilch, Wasser und Chiasamen.
* Pürieren, bis eine glatte und cremige Masse entsteht.
* Abschmecken und nach Wunsch Ahornsirup oder Honig hinzufügen.
* Eiswürfel hinzufügen und erneut mixen, bis alles gut vermischt ist.

Nährwert (pro Portion):

* Kalorien: 130
* Protein: 3g
* Kohlenhydrate: 23g
* Faser: 7g
* Fett: 3g

Kapitel 10: Essensplanung und Tipps

Leitfaden zur wöchentlichen Essensplanung

Woche 1

Tag 1: Montag

Frühstück:

* Herzhafte Quinoa-Frühstücksbowl

Mittagessen:

* Lebendiger Regenbogensalat mit gebratenem Lachs

Abendessen:

* Mit Pilzen und Spinat gefüllte Paprika

* Gedämpfter Brokkoli mit Zitronen-Tahini-Sauce

Tag 2: Dienstag

Frühstück:

* Chia-Samen-Pudding mit Beeren

Mittagessen:

* Linsen- und Gemüseeintopf

Abendessen:

* Gegrilltes Zitronen-Kräuter-Hähnchen mit Spargel

* Geröstetes Wurzelgemüse mit Knoblauch und Rosmarin

Tag 3: Mittwoch

Frühstück:
* Grüner Smoothie zur Entgiftung
Mittagessen:
* Cremige Süßkartoffel-Karotten-Suppe
Abendessen:
* Gebackener Kabeljau mit Kurkuma-Blumenkohlreis
* Grünkohl-Cranberry-Quinoa-Salat
Tag 4: Donnerstag
Frühstück:
* Bananen-Hafer-Mix-Muffins
Mittagessen:
* Gerösteter Kichererbsensnack (als Beilage)
Abendessen:
* Mit Kreuzkümmel gewürzter Linseneintopf
* Blumenkohlpüree mit Schnittlauch
Tag 5: Freitag
Frühstück:
* Kräutertees zur Beruhigung von Entzündungen
Mittagessen:
* Truthahn- und Avocadosalat-Wraps
Abendessen:
* Kokosnuss-Mandel-Energiebites (als Snack)
Tag 6: Samstag
Frühstück:
* Bratäpfel mit Zimt und Walnüssen
Mittagessen:
* Gemischtes Beerenparfait mit Kokosjoghurt
Abendessen:

* Dunkles Schokoladen-Avocado-Mousse (als Leckerbissen)
Tag 7: Sonntag
Frühstück:
* Ingwer- und Kurkuma-Elixier
Mittagessen:
* Feuchtigkeitsspendende, angereicherte Wasserkombinationen
Abendessen:
* Nährendes Abendessen Ihrer Wahl

Woche 2

Tag 1: Montag
Frühstück:
* Cremige Suppe aus gerösteten roten Paprika und Blumenkohl
Mittagessen:
* Guacamole mit Gemüsesticks
Abendessen:
* Quinoa und schwarze Bohnenpfanne
Tag 2: Dienstag
Frühstück:
* Dunkles Schokoladen-Avocado-Mousse (als Leckerbissen)
Mittagessen:
* Immunstärkende Hühnerknochenbrühe
Abendessen:
* Gegrilltes Zitronen-Kräuter-Hähnchen mit Spargel

Tag 3: Mittwoch
Frühstück:
* Vanille-Chia-Samen-Pudding mit Mandelbutter beträufeln
Mittagessen:
* Bratäpfel mit Zimt und Walnüssen (als Beilage)
Abendessen:
* Mit Pilzen und Spinat gefüllte Paprika
Tag 4: Donnerstag
Frühstück:
* Gemischtes Beerenparfait mit Kokosjoghurt
Mittagessen:
* Gerösteter Kichererbsensnack (als Beilage)
Abendessen:
* Linsen- und Gemüseeintopf
Tag 5: Freitag
Frühstück:
* Ingwer- und Kurkuma-Elixier
Mittagessen:
* Kokosnuss-Mandel-Energiebites (als Snack)
Abendessen:
* Quinoa und schwarze Bohnenpfanne
Tag 6: Samstag
Frühstück:
* Grüner Smoothie zur Entgiftung
Mittagessen:
* Truthahn- und Avocadosalat-Wraps
Abendessen:
* Chia-Samen-Pudding mit Beeren

Tag 7: Sonntag
Frühstück:
* Kräutertees zur Beruhigung von Entzündungen
Mittagessen:
* Feuchtigkeitsspendende, angereicherte
Wasserkombinationen
Abendessen:
* Nährendes Abendessen Ihrer Wahl

Tag 1: Montag
Frühstück:
* Herzhafte Quinoa-Frühstücksbowl
Mittagessen:
* Linsen- und Gemüseeintopf
Abendessen:
* Gebackener Kabeljau mit Kurkuma-Blumenkohlreis
* Gedämpfter Brokkoli mit Zitronen-Tahini-Sauce

Tag 2: Dienstag
Frühstück:
* Bananen-Hafer-Mix-Muffins
Mittagessen:
* Gerösteter Kichererbsensnack (als Beilage)
Abendessen:
* Gegrilltes Zitronen-Kräuter-Hähnchen mit Spargel

Tag 3: Mittwoch
Frühstück:
* Chia-Samen-Pudding mit Beeren
Mittagessen:
* Cremige Süßkartoffel-Karotten-Suppe
Abendessen:
* Mit Pilzen und Spinat gefüllte Paprika

Tag 4: Donnerstag
Frühstück:
* Ingwer- und Kurkuma-Elixier
Mittagessen:

* Guacamole mit Gemüsesticks
Abendessen:
* Quinoa und schwarze Bohnenpfanne
Tag 5: Freitag
Frühstück:
* Grüner Smoothie zur Entgiftung
Mittagessen:
* Truthahn- und Avocadosalat-Wraps
Abendessen:
* Dunkles Schokoladen-Avocado-Mousse (als Leckerbissen)
Tag 6: Samstag
Frühstück:
* Vanille-Chia-Samen-Pudding mit Mandelbutter beträufeln
Mittagessen:
* Gemischtes Beerenparfait mit Kokosjoghurt
Abendessen:
* Nährendes Abendessen Ihrer Wahl
Tag 7: Sonntag
Frühstück:
* Kräutertees zur Beruhigung von Entzündungen
Mittagessen:
* Feuchtigkeitsspendende, angereicherte Wasserkombinationen
Abendessen:
* Quinoa und schwarze Bohnenpfanne

Tag 1: Montag

Frühstück:

* Kräutertees zur Beruhigung von Entzündungen

Mittagessen:

* Kokosnuss-Mandel-Energiebites (als Snack)

Abendessen:

* Linsen- und Gemüseeintopf

Tag 2: Dienstag

Frühstück:

* Vanille-Chia-Samen-Pudding mit Mandelbutter beträufeln

Mittagessen:

* Gerösteter Kichererbsensnack (als Beilage)

Abendessen:

* Gegrilltes Zitronen-Kräuter-Hähnchen mit Spargel

Tag 3: Mittwoch

Frühstück:

* Cremige Suppe aus gerösteten roten Paprika und Blumenkohl

Mittagessen:

* Guacamole mit Gemüsesticks

Abendessen:

* Mit Pilzen und Spinat gefüllte Paprika

Tag 4: Donnerstag

Frühstück:

* Gemischtes Beerenparfait mit Kokosjoghurt

Mittagessen:

* Bratäpfel mit Zimt und Walnüssen (als Beilage)
Abendessen:
* Quinoa und schwarze Bohnenpfanne
Tag 5: Freitag
Frühstück:
* Grüner Smoothie zur Entgiftung
Mittagessen:
* Truthahn- und Avocadosalat-Wraps
Abendessen:
* Dunkles Schokoladen-Avocado-Mousse (als Leckerbissen)
Tag 6: Samstag
Frühstück:
* Bratäpfel mit Zimt und Walnüssen
Mittagessen:
* Lebendiger Regenbogensalat mit gebratenem Lachs
Abendessen:
* Kokosnuss-Mandel-Energiebites (als Snack)
Tag 7: Sonntag
Frühstück:
* Ingwer- und Kurkuma-Elixier
Mittagessen:
* Feuchtigkeitsspendende, angereicherte Wasserkombinationen
Abendessen:
* Nährendes Abendessen Ihrer Wahl

Tipps zum Essen gehen mit Hashimoto

***Recherchieren Sie im Voraus**: Informieren Sie sich vor Ihrem Besuch online über die Speisekarte des Restaurants. Auf diese Weise können Sie sehen, ob es Optionen gibt, die Ihren Ernährungseinschränkungen und -präferenzen entsprechen.

***Wählen Sie Restaurants mit gesünderen Optionen**: Entscheiden Sie sich für Restaurants, die eine Auswahl an Vollwertkost, magerem Eiweiß und Gemüse anbieten. Dies gibt Ihnen mehr Flexibilität bei der Zubereitung einer Mahlzeit, die zur Hashimoto-freundlichen Ernährung Ihres Hundes passt.

***Kommunizieren Sie Ihre Bedürfnisse**: Zögern Sie nicht, Ihren Kellner nach Zutatenoptionen, Zubereitungsmethoden und möglichen Substitutionen zu fragen. Teilen Sie höflich alle Ernährungseinschränkungen mit, die Sie aufgrund von Hashimoto haben.

***Vermeiden Sie verstecktes Gluten:** Wenn Sie empfindlich auf Gluten reagieren, achten Sie auf versteckte Quellen wie Soßen, Dressings und Marinaden. Fragen Sie nach glutenfreien Optionen oder Modifikationen.

Begrenzen Sie verarbeitete Lebensmittel und Zucker: Wählen Sie möglichst wenig verarbeitete Mahlzeiten und vermeiden Sie Gerichte mit hohem Zuckerzusatz. Wenn verfügbar, entscheiden Sie sich für Vollkornprodukte.

Passen Sie Ihre Bestellung an: Viele Restaurants sind bereit, ihre Gerichte an die jeweiligen Ernährungsbedürfnisse anzupassen. Sie können beispielsweise verlangen, dass Ihr Gericht ohne bestimmte Zutaten oder Dressings zubereitet wird.

Fokus auf Protein und Gemüse: Achten Sie auf Mahlzeiten, die eine gute Quelle mageren Proteins (z. B. gegrilltes Hähnchen, Fisch oder Bohnen) und viel Gemüse enthalten.

Achtsame Portionen: Die Portionen im Restaurant können größer sein als das, was Sie zu Hause essen würden. Erwägen Sie, ein Gericht zu teilen, eine Portion in Vorspeisengröße zu bestellen oder nach einer To-Go-Box zu fragen, um Reste aufzubewahren.

Fragen Sie nach Dressings und Saucen: Dressings und Saucen können eine heimliche Quelle für ungesunde Fette, Zucker und Zusatzstoffe sein. Fragen Sie nebenbei nach Dressings oder erkundigen Sie sich nach gesünderen Alternativen.

Achten Sie auf Kreuzkontaminationen: Wenn Sie unter bestimmten Nahrungsmittelunverträglichkeiten wie Gluten leiden, achten Sie auf mögliche Kreuzkontaminationen in Restaurantküchen.

***Hydrat**: Entscheiden Sie sich für Wasser oder Kräutertees anstelle von zuckerhaltigen Getränken. Eine ausreichende Flüssigkeitszufuhr ist wichtig für die allgemeine Gesundheit, einschließlich der Schilddrüsenfunktion.

***Wählen Sie zwischen gegrillt, gebacken oder gedünstet**: Wenn es um die Zubereitungsmethoden geht, bevorzugen Sie gegrillte, gebackene oder gedünstete Speisen anstelle von frittierten Speisen.

***Nehmen Sie Snacks mit**: Behalten Sie einen kleinen, tragbaren Snack in Ihrer Tasche, wie zum Beispiel Nüsse oder ein Stück Obst, falls die verfügbaren Optionen Ihre Ernährungsbedürfnisse nicht vollständig erfüllen.

***Vertraue deinen Instinkten**: Wenn sich etwas nicht richtig anfühlt oder Sie sich über eine Zutat unsicher sind, ist es in Ordnung, ein Gericht auszulassen.

***In Maßen genießen:**Auch wenn es wichtig ist, sich an die Hashimoto-freundliche Ernährung zu halten, gönnen Sie sich doch auch hin und wieder ein Essen auswärts. Ausgewogenheit ist der Schlüssel.

Kochtechniken für maximale Nährstoffretention

Beim Kochen mit Hashimoto ist es wichtig, so viele Nährstoffe wie möglich beizubehalten, um Ihre allgemeine Gesundheit zu unterstützen. Hier sind einige Kochtechniken, die Ihnen dabei helfen können, die Nährstoffretention bei der Zubereitung Ihrer Mahlzeiten zu maximieren:

*Dämpfen**: Dämpfen ist eine der schonendsten Garmethoden zur Erhaltung der Nährstoffe. Dabei werden Speisen mit Dampf gegart, wodurch Vitamine, Mineralien und Antioxidantien erhalten bleiben. Dämpfen Sie Gemüse wie Brokkoli, Karotten und Spinat, bis es zart ist, aber noch eine leuchtende Farbe hat.

*Sautieren**: Beim Sautieren werden Speisen in einer kleinen Menge Öl bei starker Hitze schnell gegart. Verwenden Sie ein gesundes Öl wie Olivenöl oder Kokosöl und wählen Sie nährstoffreiches Gemüse wie Grünkohl, Paprika und Zucchini. Kochen Sie sie kurz, um ihre Knusprigkeit und ihren Nährstoffgehalt zu erhalten.

*Braten**: Rösten ist eine Garmethode bei trockener Hitze, die die natürliche Süße und den Geschmack von Gemüse und Proteinen hervorhebt. Verwenden Sie eine mäßige Temperatur und vermischen Sie das Gemüse mit etwas Öl und Ihren Lieblingsgewürzen.

Rösten, bis sie leicht karamellisiert sind, aber noch etwas Konsistenz haben.

*Blanchieren: Beim Blanchieren wird Gemüse kurz gekocht und dann sofort in Eiswasser gegeben, um den Garvorgang zu stoppen. Diese Technik trägt dazu bei, Farbe, Geschmack und Nährstoffe zu bewahren. Verwenden Sie blanchiertes Gemüse in Salaten oder als Teil von Pfannengerichten.

*Unter Rühren braten: Beim Pfannenrühren werden kleine Lebensmittelstücke schnell bei starker Hitze gegart. Verwenden Sie verschiedene bunte Gemüsesorten, mageres Eiweiß und aromatische Saucen. Kochen Sie sie kurz, damit ihre Konsistenz und ihr Nährwert erhalten bleiben.

*Backen: Backen ist eine schonende Garmethode, die sich für Lebensmittel wie Fisch, Hühnchen und bestimmte Gemüsesorten eignet. Es benötigt nur wenig Öl, behält die Nährstoffe bei und verstärkt gleichzeitig den Geschmack.

*Mikrowelle: Die Mikrowelle ist eine schnelle Möglichkeit, Gemüse zu kochen und gleichzeitig den Nährstoffverlust zu minimieren. Mikrowellen erfordern oft weniger Wasser als andere Methoden, was dazu beitragen kann, das Auswaschen wasserlöslicher Nährstoffe zu verhindern.

*Verwendung frischer Kräuter: Die Einbeziehung frischer Kräuter wie Basilikum, Koriander und Petersilie verleiht Ihren Gerichten Geschmack, ohne zusätzliches Natrium oder ungesunde Fette hinzuzufügen. Kräuter enthalten auch Antioxidantien und andere nützliche Verbindungen.

*Minimieren Sie das Überkochen**: Zu langes Kochen kann zu Nährstoffverlust führen. Kochen Sie Lebensmittel, bis sie zart, aber nicht matschig sind, damit ihre Nährstoffe und Aromen erhalten bleiben.

*Kochwasser aufbewahren**: Wenn Sie Gemüse kochen, denken Sie darüber nach, das Kochwasser für Suppen, Brühen oder Soßen zu verwenden. Dies kann dazu beitragen, wasserlösliche Nährstoffe zurückzuhalten, die möglicherweise ins Wasser gelangt sind.

*Begrenzen Sie das Braten**: Frittieren kann aufgrund hoher Temperaturen und längerer Garzeiten zu einem erheblichen Nährstoffverlust führen. Es ist am besten, frittierte Lebensmittel in Ihrer Hashimoto-freundlichen Ernährung zu vermeiden oder einzuschränken.

*Verwenden Sie hochwertige Zutaten**: Beginnen Sie mit frischen, hochwertigen Zutaten, um den Nährwert Ihrer Gerichte von Anfang an zu maximieren.

*Kombinieren Sie Lebensmittel mit Bedacht**: Bestimmte Nährstoffe können die Aufnahme anderer fördern. Beispielsweise kann die Kombination von Vitamin-C-reichen Lebensmitteln mit eisenreichen Lebensmitteln die Eisenaufnahme steigern.

***Genießen Sie Rohkost:** Integrieren Sie Rohkost wie Salate und frisches Obst, um sicherzustellen, dass Sie das gesamte Spektrum an Nährstoffen erhalten, die sie bieten.

1. **Herz-Kreislauf-Übungen mit geringer Belastung**:

* Gehen: Eine sanfte und wirksame Methode zur Verbesserung der Herz-Kreislauf-Gesundheit.

* Schwimmen: Bietet ein Ganzkörpertraining mit minimaler Belastung der Gelenke.

* Radfahren: Schonend und ideal zur Verbesserung der Beinkraft und Herz-Kreislauf-Fitness.

2. **Krafttraining**:

* Körpergewichtsübungen: Liegestütze, Kniebeugen, Ausfallschritte und Planks können zum Aufbau der Muskelkraft beitragen.

* Widerstandsbänder: Diese eignen sich hervorragend für Krafttraining, ohne dass schwere Gewichte erforderlich sind.

* Hantelübungen: Integrieren Sie leichte Hanteln für Bizepscurls, Schulterdrücken und mehr.

3. **Yoga**:

* Yoga hilft, Flexibilität, Gleichgewicht und Entspannung zu verbessern. Ziehen Sie sanfte und erholsame Yoga-Stile in Betracht.

* Atemübungen (Pranayama) können zur Entspannung und Stressbewältigung beitragen.

4. **Pilates**:

* Pilates konzentriert sich auf Rumpfstärke, Flexibilität und Körperhaltung. Es ist eine Option mit geringen Auswirkungen, die für viele geeignet ist.

5. **Tai Chi**:

* Eine langsame und fließende Kampfkunst, bei der Gleichgewicht, Koordination und Entspannung im Vordergrund stehen.

6. **Dehnung und Flexibilität**:

* Integrieren Sie Dehnübungen, um die Flexibilität zu erhalten und Muskelverspannungen vorzubeugen.

7. **Achtsame Bewegung**:

* Praktiken wie Qigong kombinieren Bewegung, Atem und Achtsamkeit für das allgemeine Wohlbefinden.

8. **Tanzen**:

* Tanzbasierte Workouts wie Zumba können Cardio-Training ermöglichen und gleichzeitig Spaß machen.

9. **Wandern**:

* Wenn Sie sich gerne in der Natur aufhalten, kann Wandern eine tolle Möglichkeit sein, sich körperlich zu betätigen.

10. **Funktionelle Übungen**:

* Konzentrieren Sie sich auf Bewegungen, die alltägliche Aktivitäten nachahmen und Ihnen dabei helfen, Kraft und Beweglichkeit zu bewahren.

Denken Sie daran, schrittweise zu beginnen und auf Ihren Körper zu hören. Wenn Sie neu im Sport sind oder eine Weile nicht aktiv waren, sollten Sie mit einem Fitnessprofi zusammenarbeiten, um ein maßgeschneidertes Programm zu erstellen. Es ist wichtig, Übungen auszuwählen, die Ihnen Spaß machen und die zu Ihrem Energieniveau und Ihren Gesundheitszielen passen. Seien Sie geduldig und nehmen Sie bei Bedarf Anpassungen vor, um eine nachhaltige Trainingsroutine zu erstellen, die das Management Ihres Hashimoto unterstützt

Abschluss

Sich durch nahrhafte Lebensmittel zu stärken, ist ein wesentlicher Aspekt bei der Behandlung der Hashimoto-Thyreoiditis und der Unterstützung Ihres allgemeinen Wohlbefindens. Indem Sie bewusste Entscheidungen darüber treffen, was Sie essen, können Sie Ihr Energieniveau, Ihre Stimmung und Ihre Schilddrüsenfunktion positiv beeinflussen. So stärken Sie sich durch nahrhafte Lebensmittel:

***Wählen Sie vollwertige, nährstoffreiche Lebensmittel**: Entscheiden Sie sich für Lebensmittel, die ihrem natürlichen Zustand möglichst nahe kommen. Integrieren Sie eine Vielzahl bunter Gemüse- und Obstsorten, magerer Proteine, Vollkornprodukte, Nüsse, Samen und gesunder Fette in Ihre Ernährung.

***Priorisieren Sie schilddrüsenunterstützende Nährstoffe**: Bestimmte Nährstoffe sind wichtig für die Gesundheit der Schilddrüse. Konzentrieren Sie sich auf Lebensmittel, die reich an Jod (Algen, Fisch), Selen (Paranüsse, Geflügel), Zink (Kürbiskerne, Bohnen) und Vitamin D (fetter Fisch, angereicherte Milchprodukte) sind.

***Unterstützen Sie die Darmgesundheit**: Ein gesunder Darm trägt zum allgemeinen Wohlbefinden bei. Fügen Sie probiotikareiche Lebensmittel wie Joghurt, Kefir, Sauerkraut und

Kimchi hinzu. Auch ballaststoffreiche Lebensmittel wie Vollkornprodukte, Obst und Gemüse unterstützen die Darmgesundheit.

***Blutzucker ausgleichen:** Wählen Sie komplexe Kohlenhydrate, die nachhaltig Energie liefern und zur Stabilisierung des Blutzuckerspiegels beitragen. Integrieren Sie Vollkornprodukte, Hülsenfrüchte und Gemüse in Ihre Mahlzeiten.

***Integrieren Sie entzündungshemmende Lebensmittel**: Chronische Entzündungen kommen bei Hashimoto häufig vor. Nehmen Sie Lebensmittel zu sich, die reich an Omega-3-Fettsäuren (fetter Fisch, Chiasamen) und Antioxidantien (Beeren, Blattgemüse) sind, um Entzündungen zu bekämpfen.

***Trinke genug:**Trinken Sie über den Tag verteilt viel Wasser, um die Verdauung, den Stoffwechsel und die allgemeine Gesundheit zu unterstützen. Auch Kräutertees und Infused Water können zur Flüssigkeitszufuhr beitragen.

***Achtsames Essen:** Achten Sie auf die Hunger- und Sättigungssignale Ihres Körpers. Essen Sie langsam, genießen Sie jeden Bissen und hören Sie auf, wenn Sie angenehm satt sind.

***Zuhause kochen:** Durch die Zubereitung von Mahlzeiten zu Hause haben Sie die Kontrolle über Zutaten und Kochmethoden. Experimentieren Sie mit neuen Rezepten und Geschmacksrichtungen, damit die Mahlzeiten spannend bleiben.

***Minimieren Sie verarbeitete Lebensmittel**: Verarbeitete Lebensmittel enthalten oft Zusatzstoffe, ungesunde Fette und übermäßig viel Zucker. Versuchen Sie, diese Lebensmittel zu minimieren oder zu vermeiden und stattdessen vollwertige, natürliche Optionen zu bevorzugen.

***Hören Sie auf Ihren Körper**: Achten Sie darauf, wie Sie sich durch unterschiedliche Lebensmittel fühlen. Beachten Sie Veränderungen des Energieniveaus, der Verdauung oder der Stimmung nach dem Verzehr bestimmter Lebensmittel.

***Üben Sie die Portionskontrolle:**Achten Sie auf die Portionsgrößen, um zu viel Essen zu vermeiden. Verwenden Sie kleinere Teller und Schüsseln, um die Portionen besser verwalten zu können.

* Planen Sie im Voraus: Planen Sie Ihre Mahlzeiten und Snacks, um sicherzustellen, dass Sie nahrhafte Optionen zur Hand haben, und verringern Sie so die Wahrscheinlichkeit, weniger gesunde Entscheidungen zu treffen.

***Übe Selbstmitgefühl:** Wenn Sie gelegentlich weniger nahrhafte Lebensmittel zu sich nehmen, denken Sie daran, dass Ausgewogenheit der Schlüssel ist. Machen Sie sich keine Sorgen über gelegentliche Abweichungen von Ihrer idealen Ernährung.

***Bleib informiert:**Informieren Sie sich weiterhin über Hashimoto und Ernährung. Bleiben Sie mit seriösen Quellen auf dem Laufenden und ziehen Sie in Erwägung, einen registrierten Ernährungsberater für eine individuelle Beratung zu konsultieren.

*Feiern Sie den Fortschritt:Erkennen Sie die positiven Veränderungen Ihrer Energie, Stimmung und Ihres Wohlbefindens, wenn Sie nährende Entscheidungen treffen. Feiern Sie Ihren Weg zu mehr Gesundheit.

Denken Sie daran, dass die Ernährung ein Teil des Puzzles ist

Es ist wichtig, sich daran zu erinnern, dass die Ernährung nur ein Teil des Puzzles ist, wenn es um die Behandlung der Hashimoto-Thyreoiditis und das allgemeine Wohlbefinden geht. Während nahrhafte Lebensmittel eine wichtige Rolle spielen, tragen auch andere Faktoren zu Ihrer Gesundheit bei. Deshalb ist es wichtig, diese Perspektive beizubehalten:

*Medizinische Versorgung: Die Beratung und das Fachwissen Ihres Arztes sind von entscheidender Bedeutung. Regelmäßige Kontrolluntersuchungen, Blutuntersuchungen und Medikamentenanpassungen sind für eine wirksame Behandlung von Hashimoto von entscheidender Bedeutung.

*Stressbewältigung: Stress kann die Schilddrüsenfunktion und die Gesundheit des

Immunsystems beeinträchtigen. Integrieren Sie Techniken zum Stressabbau wie Meditation, tiefes Atmen, Yoga und Achtsamkeit in Ihre Routine.

***Physische Aktivität:** Regelmäßige Bewegung unterstützt den Stoffwechsel, das Energieniveau und die Stimmung. Finden Sie Aktivitäten, die Ihnen Spaß machen, und achten Sie auf einen ausgewogenen Bewegungsansatz.

***Schlafqualität:** Ausreichender Schlaf ist entscheidend für den Hormonhaushalt und das allgemeine Wohlbefinden. Priorisieren Sie einen konsistenten Schlafplan und schaffen Sie eine schlaffördernde Umgebung.

***Geist-Körper-Verbindung:**Positive Gedanken und emotionales Wohlbefinden können Ihre Gesundheit beeinflussen. Kultivieren Sie Dankbarkeit, üben Sie Selbstmitgefühl und nehmen Sie an Aktivitäten teil, die Ihnen Freude bereiten.

***Sozialhilfe:**Wenn Sie sich mit einer unterstützenden Gemeinschaft umgeben, können Sie Stress lindern und Ihre allgemeine Einstellung zur Gesundheit verbessern.

***Umweltfaktoren**: Giftstoffe und Schadstoffe in Ihrer Umgebung können die Gesundheit der Schilddrüse beeinträchtigen. Minimieren Sie die Belastung durch schädliche Chemikalien und wählen Sie natürliche Haushalts- und Körperpflegeprodukte.

***Flüssigkeitszufuhr**: Die richtige Flüssigkeitszufuhr unterstützt die Verdauung, Entgiftung und Stoffwechselprozesse. Trinken Sie über den Tag verteilt regelmäßig Wasser.

***Individualität**: Ihre Bedürfnisse und Antworten sind einzigartig. Was für eine Person funktioniert, funktioniert möglicherweise nicht für eine andere Person. Achten Sie auf Ihren Körper und passen Sie Ihr Vorgehen entsprechend an.

***Langfristige Perspektive:**Gesundheitsreisen brauchen Zeit. Konsequentes Treffen positiver Entscheidungen ist wirkungsvoller als gelegentliche Perfektion.

***Ganzheitlicher Ansatz**: Wenn Sie Ihre Gesundheit ganzheitlich angehen, können Sie eine umfassende Strategie entwickeln, die Ihr körperliches, emotionales und geistiges Wohlbefinden unterstützt.

***Professionelle Beratung**: Die Beratung durch medizinisches Fachpersonal, darunter Endokrinologen, registrierte Ernährungsberater und ganzheitliche Praktiker, kann eine maßgeschneiderte Beratung für Ihre spezifischen Bedürfnisse bieten.

***Selbstpflege:**Priorisieren Sie Aktivitäten zur Selbstfürsorge, die Ihnen neue Energie verleihen. Hobbys nachzugehen, Zeit in der Natur zu verbringen und Kontakte zu geliebten Menschen zu pflegen, ist für das Wohlbefinden von großem Wert.

*__Anpassungsfähigkeit__: Der Gesundheitszustand kann sich im Laufe der Zeit ändern. Seien Sie offen dafür, Ihren Ansatz an die Bedürfnisse Ihres Körpers und neue Informationen anzupassen.

*__Ermächtigung__: Während die Ernährung unerlässlich ist, ermöglicht Ihnen das Wissen, dass Sie die Macht haben, Entscheidungen zu treffen, die sich positiv auf Ihre Gesundheit auswirken, die Kontrolle über Ihr Wohlbefinden.

Umsetzen eines nachhaltigen und gesünderen Lebensstils

Die Einführung eines nachhaltigen und gesünderen Lebensstils ist eine transformative Reise, die Ihr allgemeines Wohlbefinden erheblich verbessern kann, insbesondere bei der Behandlung der Hashimoto-Thyreoiditis. So integrieren Sie positive Veränderungen in Ihren Lebensstil:

* **Setzen Sie klare Absichten**: Definieren Sie Ihre Gründe für einen gesünderen Lebensstil. Ganz gleich, ob es darum geht, die Gesundheit der Schilddrüse zu verbessern, die Energie zu steigern oder Ihre Lebensqualität zu verbessern – klare Absichten können Sie motivieren.

* **Fangen Sie klein an**: Beginnen Sie mit überschaubaren Veränderungen, um zu verhindern, dass Sie sich überfordert fühlen. Integrieren Sie nach und nach neue Gewohnheiten in Ihre Routine und geben Sie sich Zeit, sich daran anzupassen.

* **Nährstoffreiche Ernährung**: Priorisieren Sie vollwertige, nährstoffreiche Lebensmittel wie Gemüse, Obst, mageres Eiweiß, Vollkornprodukte und gesunde Fette. Wählen Sie Lebensmittel, die Ihre Schilddrüse und Ihre allgemeine Gesundheit unterstützen.

* **Essensplanung**: Planen Sie Ihre Mahlzeiten und Snacks im Voraus, um die Auswahl der richtigen Nährstoffe zu erleichtern. Wenn Sie Mahlzeiten zu

Hause zubereiten, haben Sie die Kontrolle über Zutaten und Portionsgrößen.

* **Achtsames Essen**: Achten Sie auf die Hunger- und Sättigungssignale Ihres Körpers. Essen Sie langsam, genießen Sie jeden Bissen und wählen Sie Lebensmittel, die Sie wirklich sättigen.

* **Bleibe aktiv**: Integrieren Sie regelmäßige körperliche Aktivität, die Ihnen Spaß macht. Finden Sie ein Gleichgewicht zwischen Herz-Kreislauf-Übungen, Krafttraining und Beweglichkeitstraining.

* **Flüssigkeitszufuhr**: Trinken Sie über den Tag verteilt viel Wasser, um die Verdauung, den Stoffwechsel und die allgemeine Vitalität zu unterstützen.

* **Priorisieren Sie den Schlaf**: Streben Sie einen guten Schlaf an, indem Sie einen konsistenten Schlafplan festlegen und eine entspannende Schlafenszeitroutine schaffen.

* **Stressbewältigung**: Implementieren Sie Techniken zur Stressreduzierung wie Meditation, Yoga, tiefes Atmen und Zeit in der Natur verbringen.

* **Giftstoffe begrenzen**: Wählen Sie natürliche Haushalts- und Körperpflegeprodukte, um die Belastung durch Giftstoffe zu reduzieren. Erwägen Sie Luftreinigung und Zimmerpflanzen, um die Luftqualität zu verbessern.

* **Üben Sie Selbstfürsorge**: Nehmen Sie sich Zeit für Aktivitäten, die Ihnen Freude und Entspannung bereiten, sei es Lesen, Baden oder Hobbys.

* **Resilienz kultivieren**: Nehmen Sie Herausforderungen als Wachstumschancen an. Entwickeln Sie Resilienz, indem Sie eine positive Einstellung bewahren und bei Bedarf Unterstützung suchen.

* **Verbinde dich mit anderen**: Umgeben Sie sich mit einer unterstützenden Gemeinschaft. Teilen Sie Ihre Reise, lernen Sie von anderen und bieten Sie Ermutigung.

* **Ganzheitlicher Ansatz**: Behandeln Sie Ihre Gesundheit aus einem ganzheitlichen Blickwinkel und berücksichtigen Sie dabei das körperliche, geistige, emotionale und spirituelle Wohlbefinden.

* **Feiern Sie den Fortschritt**: Erkennen und feiern Sie die kleinen Siege auf Ihrer Reise. Jeder Schritt vorwärts ist eine Leistung.

* **Regelmäßige Kontrolluntersuchungen**: Führen Sie regelmäßige ärztliche Untersuchungen fort, um Ihre Schilddrüsengesundheit und Ihr allgemeines Wohlbefinden zu überwachen.

* **Übe Geduld**: Nachhaltige Veränderungen brauchen Zeit. Betrachten Sie die Reise als lebenslange Verpflichtung und nicht als schnelle Lösung.

* **Bildung und Lernen**: Bleiben Sie über Hashimoto, Ernährung und ganzheitliche

Gesundheitspraktiken informiert. Wissen befähigt Sie, fundierte Entscheidungen zu treffen.

* **Nutzen Sie Flexibilität**: Das Leben kann unvorhersehbar sein. Berücksichtigen Sie Flexibilität und Anpassungsfähigkeit in Ihrem Ansatz.

* **Mit gutem Beispiel vorangehen**: Ihre gesünderen Entscheidungen können Ihre Mitmenschen inspirieren. Teilen Sie Ihre Erfahrungen und ermutigen Sie andere, ihr Wohlbefinden in den Vordergrund zu stellen.

Anhang

Beispiel-Einkaufsliste für Hashimotos Diät

Hier ist eine Beispiel-Einkaufsliste, die Ihnen den Einstieg in die Hashimoto-freundliche Ernährung erleichtern soll. Passen Sie die Liste an Ihre Vorlieben, Ernährungsbedürfnisse und spezifische Empfehlungen Ihres Arztes an.

Proteine:

* Geflügel ohne Haut (Huhn, Truthahn)
* Magere Rind- oder Schweinefleischstücke (wenn möglich mit Gras gefüttert)
* Fetter Fisch (Lachs, Makrele, Sardinen)
* Eier (wenn möglich aus biologischem Anbau)
* Pflanzliche Proteine (Bohnen, Linsen, Kichererbsen, Quinoa, Tofu)

Gemüse:

* Blattgemüse (Spinat, Grünkohl, Mangold)
* Kreuzblütler (Brokkoli, Blumenkohl, Rosenkohl)
* Buntes Gemüse (Karotten, Paprika, Süßkartoffeln)
* Zucchini
* Gurken
* Tomaten
* Zwiebeln
* Knoblauch

Früchte:
* Beeren (Blaubeeren, Erdbeeren, Himbeeren)
* Äpfel
* Birnen
* Zitrusfrüchte (Orangen, Zitronen)
* Avocado
Vollkorn:
* Quinoa
* Brauner Reis
* Hafer (glutenfrei, wenn gewünscht)
* Buchweizen
Nüsse und Samen:
* Mandeln
* Walnüsse
* Chiasamen
* Leinsamen
* Kürbiskerne
Milchprodukte und Milchalternativen:
* Ungesüßte Mandelmilch oder Kokosmilch
* Griechischer Joghurt (einfach, sofern vertragen)
Gesunde Fette:
* Olivenöl (nativ extra)
* Kokosnussöl
Kräuter und Gewürze:
* Kurkuma
* Ingwer
* Zimt
* Basilikum
* Oregano

* Rosmarin
* Thymian

Gewürze und Aromen:

* Apfelessig
* Tamari-Sauce (glutenfreie Sojasauce)
* Senf (ohne Zuckerzusatz)
* Kräuter und Gewürze zum Würzen

Getränke:

* Kräutertees (Kamille, Ingwer, Minze)
* Wasser
* Kokoswasser (ungesüßt)
* Sprudel

Snacks:

* Rohe Nüsse und Samen
* Hummus (sofern vertragen)
* Karotten- und Selleriestangen
* Reiskuchen (auf Wunsch glutenfrei)

Süßstoffe:

* Reiner Ahornsirup (in Maßen)
* Roher Honig (in Maßen)

Gefrorenes Essen:

* Gefrorene Beeren (für Smoothies)
* Gefrorenes Gemüse (der Einfachheit halber)

Umrechnungstabellen und Äquivalente

Volumenumrechnungen:

1 Tasse (c) = 16 Esslöffel (Esslöffel)

1 Tasse (c) = 48 Teelöffel (TL)

1 Esslöffel (Esslöffel) = 3 Teelöffel (TL)

1 Flüssigunze (fl oz) = 2 Esslöffel (EL)

1 Quart (qt) = 4 Tassen (c)

1 Gallone (gal) = 128 Flüssigunzen (fl oz)

Gewichtsumrechnungen:

1 Unze (oz) = 28,35 Gramm (g)

1 Pfund (lb) = 16 Unzen (oz)

1 Kilogramm (kg) = 2,205 Pfund (lb)

Temperaturumrechnungen:

°F bis °C: (°F - 32) × 5/9

°C bis °F: (°C × 9/5) + 32

Gängige Backäquivalente:

1 Tasse Allzweckmehl = 125 Gramm

1 Tasse Kristallzucker = 200 Gramm

1 Tasse Butter = 227 Gramm

1 Tasse Milch = 240 Milliliter (ml)

1 Tasse Honig oder Sirup = 340 Gramm

1 Teelöffel Backpulver = 4 Gramm

Flüssige Umwandlungen:

1 Tasse (c) = 240 Milliliter (ml)

1 Esslöffel (Esslöffel) = 15 Milliliter (ml)

1 Flüssigunze (fl oz) = 30 Milliliter (ml)

Umrechnung von Trockenzutaten:

1 Tasse (c) Allzweckmehl = 125 Gramm

1 Tasse (c) Kristallzucker = 200 Gramm

1 Tasse (c) Haferflocken = 90 Gramm

Gängige Umrechnungen von metrischen in imperiale Einheiten:

1 Zentimeter (cm) = 0,39 Zoll

1 Meter (m) = 1,094 Yards

1 Liter (L) = 0,264 Gallonen

1 Gramm (g) = 0,035 Unzen

1 Kilogramm (kg) = 2,205 Pfund

Gängige Haushaltsmaße:

1 Teelöffel (TL) = ca. 5 Milliliter (ml)

1 Esslöffel (Esslöffel) = 3 Teelöffel (TL) = ca. 15 Milliliter (ml)

1 Tasse (c) = 16 Esslöffel (EL) = 240 Milliliter (ml)

Index

IN

* Vanille-Chia-Samen-Pudding mit Mandelbutter beträufeln: Seite 66
* Lebendiger Regenbogensalat mit gebratenem Lachs: Seite 27